U0385791

母婴照护标准化丛书

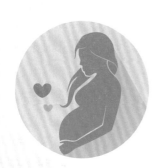

YUNCHANFU ZHAOHU SHOUCE

孕产妇照护手册

母婴照护标准化丛书课题组　主编

中山大学出版社
SUN YAT-SEN UNIVERSITY PRESS

·广州·

图书在版编目（CIP）数据

孕产妇照护手册/母婴照护标准化丛书课题组主编. —广州：中山大学出版社，2021.11
（母婴照护标准化丛书）
ISBN 978 - 7 - 306 - 07224 - 5

Ⅰ.①孕…　Ⅱ.①母…　Ⅲ.①孕妇—护理—手册②产妇—护理—手册　Ⅳ.①R473. 71 - 62

中国版本图书馆 CIP 数据核字（2021）第 095665 号

出　版　人：王天琪
策划编辑：吕肖剑
责任编辑：靳晓虹
封面设计：林绵华
责任校对：邱紫妍
责任技编：靳晓虹
出版发行：中山大学出版社
电　　话：编辑部 020 - 84110283，84113349，84111997，84110773
　　　　　发行部 020 - 84111998，84111981，84111160
地　　址：广州市新港西路 135 号
邮　　编：510275　传　　真：020 - 84036565
网　　址：http：//www. zsup. com. cn　E-mail：zdcbs@ mail. sysu. edu. cn
印　刷　者：广州市友盛彩印有限公司
规　　格：787mm×1092mm　1/16　12.25 印张　310 千字
版次印次：2021 年 11 月第 1 版　2021 年 11 月第 1 次印刷
定　　价：68.00 元

母婴照护标准化丛书编委会

本书编委会

主 编：杨惠玲（中山大学中山医学院、杏林护理之家股份有限公司）

罗艳敏（中山大学附属第一医院）

副主编：刘悦新（中山大学附属第一医院）

陈惠容（广东省人民医院）

罗海丹（杏林护理之家股份有限公司）

编 委：（按姓氏音序排序）

陈惠容（广东省人民医院）

陈杰珠（广东省人民医院）

刘 莉（中山大学附属第一医院）

刘运霞（中山大学附属第一医院）

陆丹华（中山大学附属第一医院）

罗海丹（杏林护理之家股份有限公司）

罗玉婷（中山大学附属第一医院）

吴丽容（中山大学附属第一医院）

徐 敏（中山大学附属第一医院）

杨惠玲（中山大学中山医学院、杏林护理之家股份有限公司）

序

由中山大学中山医学院杨惠玲教授主编的"母婴照护标准化丛书"即将付梓。尽管我只是匆匆一阅,也感到本丛书可能有促进我国母婴照护事业发展的作用,值得向相关专业的读者推荐。

健康、优生优育是人类之本,是全世界人们不懈奋斗的目标之一。党的十九大把提高全民族健康素质作为全面建设小康社会的重要内容,优生优育也是其中的核心要素。优生优育和培养健康的下一代,对于提高中国国民整体素质,对于构建社会主义和谐社会、实现经济社会可持续发展具有十分重要的意义,本丛书为孕产妇、研究者及相关从业者提供了从政策到理论,再到实践操作的技术支撑。

众所周知,家庭是社会和国家的基本单元,而对一个家庭而言,孕妇和新生儿,是家庭的核心。现在关于备孕备产、新生儿养护等知识,很多人都是从父母、密友、网络等途径,零散地、片面地获得的,也没有系统的从备孕到新生儿养护的相关知识丛书出现。本丛书中的《母婴照护常识及其拓展》《婴幼儿照护手册》《孕产妇照护手册》系统介绍了孕产妇和婴幼儿的生活与照料、保健与护理、教育与实施等知识及经验,尤其拓展了孕产妇和婴幼儿肠道微生态调控、脐带干细胞的储存应用、婴幼儿心理行为发育异常与疾病等诸多知识,还涉及婴幼儿口腔保健和护理与龋病、婴幼儿视觉发育规律及其异常和儿童鼾症等专题,以目标性、科学性、实用性、可读性的方式推介给读者,使读者翻开书能看懂,合上书能操作。

我国现已进入小康社会,民众对美好生活的追求,催生了许多新兴的服务产业,而育婴师、家庭母婴护理员、母乳喂养指导师等职业也在其中,因此该类职业的职业教育和考证培训也就提上了日程。本系列丛书不但适合大众阅读,也可以成为相关从业人员培训或自学考级专业用书。丛书集合相关行业专家的知识与经验,系统性、专业性、通俗性地整合了该方向内容,突出了职业教育考证知识点,书中还结合了大量演示图片,使相关从业者读有所悟,学有所获,考有所依。

是为序。

黄洁夫

(原卫生部副部长)

2021 年 9 月

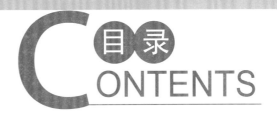

目录
CONTENTS

下 编 产妇照护

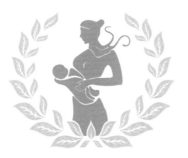

上编 │ 孕妇照护

第一章 五级孕妇照护师考核相关知识与指引

 第一节 居家环境对孕妇的影响

学习目标

1. 了解重金属及其化合物、有机溶剂、电磁辐射、噪音以及吸烟对孕妇和胎儿的影响。

2. 熟悉预防重金属及其化合物、有机溶剂、电磁辐射、噪音和吸烟危害的方法。

3. 掌握"5A"戒烟法。

一、相关知识

由于环境污染的加剧,人们呼吸的空气、饮用的水和吃的食物受到不同程度的破坏,这对人体健康产生直接、间接或潜在的不利影响;不仅对男性、女性的生殖系统以及功能产生了一定的影响(生殖毒性),还累及胎儿的发育和健康(发育毒性)。常见的对人体健康产生影响的环境因素包括重金属及其化合物、有机溶剂、电磁辐射、噪音和吸烟等。

(一) 重金属及其化合物

重金属及其化合物种类繁多,如铅、汞、镉、铝、铜、锰、镍及其化合物等。

大量、长期接触重金属及其化合物可能对人的生殖系统以及功能产生不良影响。对于男性生殖系统的可能影响主要表现为性功能障碍、精液质量下降和生育力降低等;对于女性生殖系统的可能影响主要表现为月经紊乱、生育力下降和不良妊娠发生率增加等。在日常生活中,有些食物(如皮蛋、油条等)可能含有重金属的沉积,若大量且长期食用,可能对人的生殖系统以及功能产生影响,因此建议尽可能少吃此类食物;同时可多吃一些利于清除体内重金属的食物,如海带、绿豆等。

(二) 有机溶剂

有机溶剂种类繁多,用途广泛,工业中主要用作清洗剂、去污剂、稀释剂和萃取剂。

有机溶剂在常温下易挥发,主要是经呼吸道进入人体的。被吸入人体后,多分布于富含脂类和血流丰富的组织、器官。一般认为,有机溶剂可对女性生殖系统和妊娠造成影响,主要表现为月经紊乱、不育、流产、死胎、早产、先天性胎儿畸形、胎儿发育不良及低出生体重儿等。大多数有机溶剂可透过胎盘屏障,也可经母乳排出,因此会影响胎儿、婴儿的健康。

（三）电磁辐射

电磁辐射，指能量以电磁波的形式通过空间传播的现象，其本质是以互相垂直的电场与磁场随时间变化而交变振荡，形成向前运动的电磁波。电磁辐射可按照频率从低到高排列，主要包括无线电波、微波、红外线、可见光、紫外线、X射线和γ射线（见图1-1）。建议尽量避免接触一些大功率的通信设备。

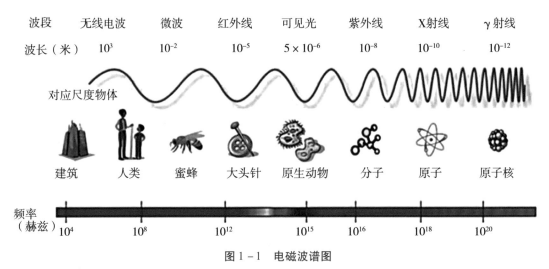

图 1-1　电磁波谱图

（图片来源：http://dnjishu.com/DNPZ/jkzs/41763.html。）

1. 电磁辐射对男性的影响

电磁辐射会对睾丸造成损害，引起精子数量的变化，损害程度与照射方式、年龄等相关。长期受电磁辐射会损害男性的生殖细胞，使性激素分泌减少，并导致其性功能低下及不育。如持续使用手机可能会降低精子的浓度和游动能力，以及对男性生育能力造成不良影响。此外，手机在待机状态下也可对男性造成伤害，因为即使手机处于待机状态，也会不断地发射信号，与最近的无线电基站保持联络。

2. 电磁辐射对女性的影响

电磁辐射可使女性生理功能下降、内分泌紊乱、月经失调，对孕妇和胚胎的影响更显著。对于孕妇而言，可能会导致其流产。对于胚胎而言，会阻止其早期细胞分裂，甚至造成细胞死亡，同时阻止胎盘的正常发育。另外，电磁辐射还会损害卵巢，引起卵子数量的变化，还会使生殖细胞染色体突变，引发胎儿畸形或流产。

（四）噪音

噪音是指一类引起人在生理上和心理上不愉快的声音。噪音对人体的危害是十分严重的，噪声污染按声源的机械特点可分为：气体扰动产生的噪音、固体振动产生的噪音、液体撞击产生的噪音以及电磁作用产生的电磁噪音；按声音的频率可分为：低于400 Hz的低频噪音、400～1000 Hz的中频噪音及高于1000 Hz的高频噪音；按时间变化的属性可分为：稳态噪音、非稳态噪音、起伏噪音、间歇噪音以及脉冲噪音等。

噪音对妊娠期女性以及胎儿和新生儿的影响：如果每天接触噪音，妊娠期女性会出现精神烦闷紧张，呼吸和心率增快，心肺负担加重；神经系统功能紊乱；头痛、失眠；免疫功能下降。胎儿可能会出现发育不良。而新生儿则可能会体重不足、智力低下或躯体器官畸形。

（五）吸烟

吸烟严重危害人类健康。研究表明，每点燃一支香烟，将释放有毒、有害物质2000多种，其中，已明确证实的致癌物质有43种，如图1-2所示。目前，中国是世界上最大的烟草生产国和消费国，吸烟对人的健康的影响尤为严重。据相关数据显示，我国吸烟人数为3亿左右，并且呈低龄化、女性化的发展趋势。相比众多的吸烟人群，另有约7亿不吸烟人群深受二手烟的危害。当下，人们对吸烟和吸二手烟的危害认识严重不足。

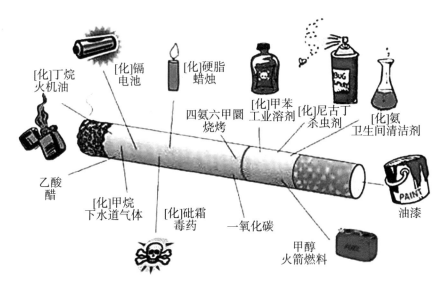

图1-2　香烟的危害

（图片来源：http://www.zjknews.com/news/minsheng/201905/31/246525.html。）

1. 吸烟对男性的影响

研究发现，吸烟男性与不吸烟男性相比，吸烟男性精子的正常形态数、密度和活力等指标都有明显的下降。产生这一结果原因有两个：一是香烟中含有尼古丁等大量有害物质，这些物质有抑制性激素分泌和杀伤精子的作用，从而导致精子数量减少；二是吸烟还会造成睾丸功能的损伤、男性性功能障碍和性功能减退，从而导致男性不育症。

2. 吸烟对女性的影响

（1）长期吸烟，对于女性而言，可导致月经紊乱、受孕困难、宫外孕、雌激素低下、骨质疏松症以及更年期提前。

（2）对孕妇的影响主要表现在孕期和哺乳期两个阶段。研究表明，香烟中的尼古丁和一氧化碳会导致胎盘系统处于缺氧状态，可直接引起胎儿的发育延迟，使妊娠分娩综合征的发病率增加，继而增加早产和围生期死亡的概率。

3. 被动吸烟的危害

被动吸烟即吸二手烟，是指生活和工作在吸烟者周围的人们，不自觉地吸入烟雾尘粒及各种有毒物质。调查显示，在我国，被动吸烟的主要受害者是女性和儿童，尽管她们并不吸烟，但经常在家庭、公共场所遭受他人二手烟的侵害。除此之外，职场、会场等也经常会成为二手烟泛滥的场所。虽然被动吸烟者没有直接吸食香烟，可是香烟的烟雾吸入体内仍能对人的身体造成危害，甚至比吸烟的危害更大。

二、相关指引与内容

（一）有害环境的防避

1. 避免重金属的危害

（1）加强职业防护。

（2）围孕期暂时调换工作岗位。

（3）避免使用含铅量高的劣质化妆品及餐具等。

（4）由于铅等重金属可在人体内长期蓄积，即使脱离工作环境仍有可能影响妊娠。因此，最好转诊职业病防护机构，在专业人员的指导下制订生育计划。

（5）避免重金属危害的饮食防护。适当吃一些驱铅等重金属的食物：①牛奶中所含的卵白质可与铅、汞联合形成不溶物，所含的钙可阻止重金属的吸收。对于急性铅、汞中毒者有必然的抢救作用。②茶叶中的鞣酸可与铅形成可溶性复合物随尿排出。③海带中的碘质以及石花菜酸能促进铅的排出。④大蒜以及葱头中的硫化物能化解铅的毒性作用。⑤水果中富含维生素 C，可阻止铅吸收、减低铅毒性，如沙棘以及有藤植物的果实维生素 C 含量较高。食物中含有一些无机阴离子或酸根，如碘离子、磷酸根离子、钼酸根离子等都能与铅结合，促使其从大便中排出。

2. 避免有机溶剂的危害

（1）对有机溶剂暴露的工种（如干洗、油漆、家庭装修等），应加强职业防护，重点预防有机溶剂经呼吸道、皮肤进入体内。①生产和使用有机溶剂时，要加强容器的密闭性，减少有机溶剂的逸散和蒸发。②采用自动化和机械化操作，以减少操作人员直接接触的机会。③使用个人防护用品，如戴防毒口罩或防护手套。④皮肤黏膜受污染时，应及时冲洗干净。⑤勿用污染的手进食。⑥勤洗手、洗澡及更换衣服。

（2）围孕期暂时调换工作岗位。

（3）孕前半年不要装修房子，不要买新家具等带有有机溶剂的物品。

3. 避免电磁辐射的危害

（1）夫妻双方在准备妊娠期间尽量避免医源性照射。

（2）从事医疗性放射工作的人员，航空机组人员，以及煤矿、有色金属矿、铁矿、锡矿等行业的从业者围孕期应避免放射线的照射。

（3）穿戴防辐射衣物以避免日常生活中的辐射。

（4）尽量与带有弱辐射的家电保持一定距离（如电视、微波炉、手机等），并减少使用时间。

人与电视机的距离应在 4～5 m，与日光灯管的距离应在 2～3 m；开、关冰箱门时，最好距离冰箱 0.5 m；使用微波炉时，按完启动键后，先离开等其结束运转后再取出食物，孕妇和小孩应尽量远离微波炉；而使用吹风机时，最好与其保持 5 cm 的距离；与电磁炉保持 40 cm 以上的距离。

不要把家用电器摆放得过于集中，或经常一起使用，以避免自己暴露在超剂量辐射的危害之中。特别是电视、电脑、冰箱等电器更不宜集中摆放在卧室里。

各种家用电器、办公设备、移动电话等都应尽量避免长时间操作。如电视、电脑等需要较长时间使用时，应注意至少每 1 小时离开一次。当电器暂停使用时，最好不要让它们处于待机状态，因为此时可产生较微弱的电磁场，长时间也会产生辐射积累。

男性生殖细胞和精子对电磁辐射较为敏感。因此，男性应尽量减少频繁密集地接触电磁辐射，如要接触时应保持安全距离，一般在 0.5 m 以上。

（5）饮食防护。可多吃一些富含维生素 A、维生素 C 和蛋白质的食物，如胡萝卜、豆芽、西红柿、油菜、海带、卷心菜、瘦肉、动物肝脏等，以利于调节人体电磁场紊乱状态，加强肌体抵抗电磁辐射的能力。多吃富含维生素 B 的食物，有利于调节人体电磁场紊乱状态，增加机体抵抗电磁辐射污染的能力。另外，可以多吃富含蛋白质、番茄红素和水溶性膳食纤维的食物。如海带含有丰富的碘、钙、铁、维生素 A 等营养成分，可有效对抗辐射；油菜、青菜、芥菜、卷心菜中的碱性成分，可溶解沉淀于细胞内的毒素；猪血、黑木耳等可与人体含辐射的金属微粒发生反应，使之溶解排出。

4. 避免噪音的危害

在生活和工作中，尽可能避免暴露于噪音环境中，如果无法避开，可使用护具（如耳塞、耳罩等）降低噪音，减少影响。

（二）吸烟的防控

1. "5A" 戒烟法

对于有戒烟意愿的吸烟者可以使用 "5A" 戒烟法对其进行简短干预。"5A"，即询问（ask）、建议（advise）、评估（assess）、帮助（assist）、安排随访（arrange follow-up）。

（1）询问：询问并记录吸烟者的吸烟情况，包括开始吸烟的年龄、平均每天吸烟的数量、过去一年中尝试戒烟的次数等。

（2）建议：积极劝说吸烟者戒烟。依据戒烟者的情况和态度，提出有针对性的建议，不论吸烟者戒烟意愿的强弱，医生都要反复强调戒烟的重要性，有针对性地解释戒烟的理由。

（3）评估：评估吸烟者戒烟的动机和决心。戒烟的动机和决心大小对吸烟者戒烟的成败至关重要，吸烟者只有在确实想戒烟的前提下才能够戒烟成功。

（4）帮助：提供戒烟帮助。明确戒烟意愿后，对有意戒烟者，提供具体的戒烟帮助，如为戒烟者制订戒烟计划、处理出现的戒断症状、指导使用辅助戒烟药物、提供咨询指导服务等。

（5）安排随访：随访可以强化戒烟效果。戒烟第 1 个月内，戒断症状较为严重，应注意安排随访，必要时调整随访频次。一般第 1～2 周戒断症状较为严重，需要电话随访，随时帮助戒烟者解决问题。因此，在戒烟的 1 周、1 个月和 3 个月时应进行随访，这对戒烟者很重要。

2. 行为戒烟方法

（1）戒烟前的准备：有意识地减少吸烟量；制订戒烟时间表，告知周围的人（如家人、同事和朋友），并获得他们的支持；采购一些必需品，如低糖、低脂的小零食及水果等；想出两种以上应对吸烟压力的方法；打扫房间；清洗所有带有烟味的衣服；拿走或扔掉所有与吸烟有关的物品，如烟、烟灰缸、打火机等；保持完全不吸烟；尽量远离吸烟的人及其所在的环境；如果有人劝烟，坚定地告诉对方自己已经戒烟，并主动劝对方戒烟。

（2）戒烟方法：①拖延。当想吸烟时，尽量推迟吸烟直到烟瘾过去，可以在心中慢慢地从 1 数到 10，其间回想一下自己戒烟的原因。如果已经把烟拿出来了，请先把它握在手中而不要点燃，再重复以上步骤。只要能顺利地度过这几分钟，烟瘾就可以缓解。②分散注意力。可以先洗个脸，听听音乐或找人聊天，或者吃点零食、做伸展运动等。③深呼吸，多饮水，可有效地舒缓紧张的情绪及提高注意力。④避免处于充满二手烟的环境，坚决拒绝别人的邀请。⑤避免饮酒。饮酒会降低对吸烟的警觉性。⑥避免饮含咖啡因的饮料，如咖啡、浓茶、可乐等，因为它们会引发吸烟的欲望。⑦如果以往是在无聊和沉闷的时候吸烟，那么可以尝试培养一些新的兴趣、爱好，如种花、看书、散步、下棋、做运动等，让时间过得紧凑充实。

在戒烟的过程中，可能会面对烟瘾的挑战，但烟瘾每次发作的时间一般只会维持几分钟，所以一定要想办法应对。另外，还要注意"低焦油卷烟""中草药卷烟"不仅不能降低吸烟带来的危害，反而容易诱导吸烟，从而影响戒烟者戒烟。

3. 医学戒烟

如果通过改善行为方式，戒烟者仍然无法戒烟，那么可以寻求医学上的帮助，如采用药物治疗等医学手段进行戒烟。目前，常用的戒烟药物有尼古丁类、安非他酮和伐尼克兰，后两者为处方药，需要在医生的指导下使用。

（陈惠容）

第二节 孕前和孕期检查与保健指引

学习目标

1. 了解孕前常规保健和必查项目
2. 熟悉孕期常规保健和必查项目
3. 掌握首次产前检查的注意事项

一、相关知识

孕前和孕期检查与保健是减少孕产妇和围产儿并发症的发生率和出生缺陷以及提高新生儿生存率的重要措施。通过规范化的孕期保健和产前检查，能够及早防治妊娠期合并症及并发症，及时发现胎儿异常，评估孕妇及胎儿的安危，确定分娩时机和分娩方式，保障孕妇和胎儿的安全。

产前检查与保健，是指从确认妊娠开始至分娩前的整个时期，对孕妇和胎儿进行的健康检查以及对孕妇进行心理上的指导。总的来说，孕妇在妊娠 $6 \sim 13$ 周$^{+6}$内完成建档，并进行首次产检筛查；随后的产前检查孕周分别为 $14 \sim 19^{+6}$ 周，$20 \sim 24$ 周，$25 \sim 28$ 周，$29 \sim 32$ 周，$33 \sim 36$ 周，$37 \sim 41$ 周。其中，36 周后通常每周检查一次，总共需检查 $7 \sim 11$ 次。一般来说，产前检查应根据不同时期胎儿的发育状况，确定产检项目和时间，向孕妇提出注意事项。

（一）孕前保健（孕前 3 个月）

孕前保健是通过评估和改善计划妊娠夫妇的健康状况，减少或消除导致出生缺陷等不良妊娠结局的风险因素，以预防出生缺陷发生，提高出生人口素质，是孕期保健的前移。

1. 健康教育及指导

（1）有准备、有计划地妊娠，尽量避免高龄妊娠。

（2）合理营养，控制体重增加。

（3）补充叶酸 $0.4 \sim 0.8$ mg/d，或含叶酸的复合维生素。

（4）有遗传病、慢性疾病和传染病而准备妊娠的女性，应寻求专业人员的指导。

（5）合理用药，避免使用可能影响胎儿正常发育的药物，使用任何药物前应咨询专业人员的意见，认真阅读药品说明书。

（6）避免接触生活及职业环境中的有毒、有害物质（如放射线、高温、铅、汞、苯、砷、农药等），避免密切接触宠物。

（7）改变不良的生活习惯（如吸烟、酗酒、吸毒等）及生活方式；避免高强度的工作、高噪音环境和家庭暴力。

（8）保持心理健康，解除精神压力，预防孕期及产后心理问题的发生。

（9）合理选择运动方式。

2. 常规保健（针对所有计划妊娠的夫妇）

（1）评估孕前高危因素：询问计划妊娠夫妇的健康状况。评估既往慢性疾病史、家族疾病史和遗传病史，不宜妊娠者应及时告之。详细了解不良孕产史和前次分娩史，是否为瘢痕子宫。生活方式、饮食营养、职业状况及工作环境、运动（劳动）情况、家庭暴力、人际关系等。

（2）体格检查：全面体格检查，包括心肺听诊；测量血压、体重，计算体质指数（body mass index，BMI）；常规妇科检查。

3. 必查项目

血常规、尿常规、血型（ABO 和 Rh）、肝功能、肾功能、空腹血糖水平、乙肝表面抗原（hepatitis B surface antigen，HBsAg）筛查、梅毒血清抗体筛查、人类免疫缺陷病毒（human immunodeficiency virus，HIV）筛查、地中海贫血筛查（广东、广西、海南、湖南、湖北、四川、重庆等地区）。

4. 备查项目

子宫颈细胞学检查（1 年内未查者）、弓形虫、风疹病毒、巨细胞病毒、单纯疱疹病毒筛查，阴道分泌物检查（常规检查及淋球菌、沙眼衣原体检查），甲状腺功能检测，75g口服葡萄糖耐量试验，针对高危妇女，血脂水平检查，妇科超声检查，心电图检查，胸部X 射线检查。

（二）产前检查的内容

1. 首次产前检查（妊娠 6 ～ 13 周 $^{+6}$）

胎儿身长约9cm，重约20g，外生殖器已形成，四肢可活动。

（1）健康教育及指导：①流产的认识和预防。②营养和生活方式的指导（卫生、性生活、运动锻炼、旅行、工作）。③根据孕前体质指数（BMI），提出孕期体重增长建议。④继续补充叶酸0.4 ～ 0.8 mg/d 至孕 3 个月，有条件者可继续服用含叶酸的复合维生素。⑤避免接触有毒、有害物质（如放射线、高温、铅、汞、苯、砷、农药等），避免密切接触宠物。⑥慎用药物，避免使用可能影响胎儿正常发育的药物。⑦改变不良的生活习惯（如吸烟、酗酒、吸毒等）及生活方式；避免高强度的工作、高噪音环境和家庭暴力。⑧保持心理健康，解除精神压力，预防孕期及产后心理问题的发生。

（2）常规保健项目包括：①建立孕期保健手册。②仔细询问月经情况，确定孕周，推算预产期。③评估孕期高危因素。孕产史（特别是不良孕产史，如流产、早产、死胎、死产史等）、生殖道手术史、有无胎儿畸形或幼儿智力低下、孕前准备情况、孕妇及配偶的家族疾病史和遗传病史。注意有无妊娠合并症，如慢性高血压、心脏病、糖尿病、肝肾疾病、系统性红斑狼疮、血液病、神经和精神疾病等，及时请相关学科医生会诊，不宜继续妊娠者应告知并及时终止妊娠；高危妊娠继续妊娠者，评估是否转诊。本次妊娠有无阴道出血，有无可能致畸的因素。④全面体格检查，包括心肺听诊，测量血压、体重，计算BMI；常规妇科检查（孕前 3 个月未查者）；胎心率测定（多普勒听诊，妊娠 12 周左右）。

（3）必查项目包括：血常规、尿常规、血型（ABO 和 Rh）、肝功能、肾功能、空腹血糖水平、HBsAg 筛查、梅毒血清抗体筛查、HIV 筛查、地中海贫血筛查（广东、广西、海南、湖南、湖北、四川、重庆等地区）、超声检查。在孕早期（妊娠 6 ～ 8 周）行超声检查，以确定是否为宫内妊娠及孕周、胎儿是否存活、胎儿数目、子宫附件情况。

（4）备查项目包括：①丙型肝炎（hepatitis C virus，HCV）筛查。②抗 D 滴度检测（Rh 阴性者）。③75 g 口服葡萄糖耐量试验（oral glucose tolerance test，OGTT）（高危孕妇）。④甲状腺功能检测。⑤血清铁蛋白（血红蛋白 < 110 g/L 者）。⑥结核菌素试验（高危孕妇）。⑦子宫颈细胞学检查（孕前 12 个月未检查者）。⑧子宫颈分泌物检测淋球菌和沙眼衣原体（高危孕妇或有症状者）。⑨细菌性阴道病（bacterial vaginosis，BV）的检测（有症状或早产史者）。⑩胎儿染色体非整倍体异常的孕早期（妊娠 10 ～ 13 周$^{+6}$）、母体血清学筛查（妊娠相关血浆蛋白 A 和游离人绒毛膜促性腺激素 β）。注意事项：空腹；超声检查确定孕周；确定抽血当天的体重。⑪超声检查：妊娠 11 ～ 13 周$^{+6}$ 测量胎儿颈项透明层（nuchal translucency，NT）的厚度；核定孕周；双胎妊娠还需确定绒毛膜性质。NT 的测量按照英国胎儿医学基金会标准进行（超声医师需要经过严格的训练并进行质量控制）。高危者，可考虑绒毛活检或羊膜腔穿刺检查。⑫绒毛穿刺取样术（妊娠 10 ～ 13 周$^{+6}$，主要针对高危孕妇）。⑬心电图检查。

2. 第 2 次产前检查（妊娠 14 ～ 19 周$^{+6}$）

胎儿身长 16 ～ 25 cm，重 100 ～ 300 g，头皮开始长出毛发，并出现体毛，16 周开始部分孕妇可自觉胎动。

（1）健康教育及指导：①流产的认识和预防。②妊娠生理知识。③营养和生活方式的指导。④中孕期胎儿染色体非整倍体异常筛查的意义。⑤非贫血孕妇，如血清铁蛋白小于 30 μg/L，应补充元素铁 60 mg/d；诊断明确的缺铁性贫血孕妇，应补充元素铁 100 ～ 200 mg/d，具体遵从专家指引。⑥开始常规补充钙剂 0.6 ～ 1.5 g/d。

（2）常规保健项目包括：分析首次产前检查的结果，询问阴道出血、饮食、运动情况，体格检查（包括血压、体重），评估孕妇体重增加是否合理，子宫底高度，胎心率测定。

（3）备查项目包括：①无创产前基因检测（non-invasive prenatal testing，NIPT）：NIPT 筛查的目标疾病为 3 种常见胎儿染色体非整倍体异常，即 21-三体综合征、18-三体综合征、13-三体综合征。适宜孕周为 12 ～ 22 周$^{+6}$，具体遵从专家指引。②胎儿染色体非整倍体异常的中孕期母体血清学筛查（妊娠 15 ～ 20 周，最佳检测孕周为 16 ～ 18 周）。注意事项：同早孕期血清学筛查。③羊膜腔穿刺术检查胎儿染色体核型（妊娠 16 ～ 22 周），针对高危人群。

3. 第 3 次产前检查（妊娠 20 ～ 24 周）

胎儿身长约 30 cm，重约 700 g，全身覆盖毳毛及胎脂，皮下开始沉积脂肪，并出现皱纹，长出眉毛及睫毛，各脏器均发育，且可通过孕妇腹壁听到胎心音。

（1）健康教育及指导：①早产的认识和预防。②营养和生活方式的指导。③胎儿系统超声筛查的意义。

（2）常规保健包括：①询问胎动、阴道出血、饮食、运动情况。②体格检查同妊娠 14 ～ 19 周$^{+6}$ 产前检查。

（3）必查项目包括：①胎儿系统超声筛查（妊娠 20 ～ 24 周），筛查胎儿的严重畸形。②血常规。③尿常规。

（4）备查项目包括：经阴道超声测量子宫颈长度，进行早产的预测。

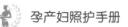

4. 第 4 次产前检查（妊娠 25～28 周）

胎儿身长约 35 cm，重约 1000 g，几乎充满整个子宫，已有呼吸运动，若此时出生能啼哭，四肢活动好，但易患呼吸窘迫综合征。

（1）健康教育及指导：①早产的认识和预防。②妊娠期糖尿病（gestational diabetes mellitus，GDM）筛查的意义。

（2）常规保健项目包括：①询问胎动、阴道出血、宫缩、饮食、运动情况。②体格检查同妊娠 14～19 周 [+6] 产前检查。

（3）必查项目包括：①GDM 筛查。直接行 75g OGTT，其正常上限为：空腹血糖水平为 5.1mmol/L，1 小时血糖水平为 10.0 mmol/L，2 小时血糖水平为 8.5 mmol/L。孕妇具有 GDM 高危因素或者医疗资源缺乏的地区，建议妊娠 24～28 周首先检测空腹血糖。具体遵从专家指引。②血常规、尿常规。

（4）备查项目包括：①抗 D 滴度检测（Rh 阴性者）。②子宫颈分泌物检测胎儿纤连蛋白（fetal fibronectin，fFN）水平（子宫颈长度为 20～30 mm 者）。

5. 第 5 次产前检查（妊娠 29～32 周）

胎儿身长约 40 cm，重约 1700 g，毳毛已脱落，胃肠功能接近成熟，能分泌消化液，若此时出生加强护理可能存活。此时孕妇可开始注意自数胎动，需指导孕妇数胎动，如胎动有异常（小于平常的一半或多于一倍以上时）应及时就诊。

（1）健康教育及指导：①分娩方式指导。②开始注意胎动或计数胎动。③母乳喂养指导。④胎儿护理指导。

（2）常规保健包括：①询问胎动、阴道出血、宫缩、饮食、运动情况。②体格检查（同妊娠 14～19 周 [+6]）。③产前检查。④胎位检查。

（3）必查项目包括：①血常规、尿常规。②超声检查（如胎儿生长发育情况、羊水量、胎位、胎盘位置等）。

6. 第 6 次产前检查（妊娠 33～36 周）

胎儿身长约 45 cm，重约 2500 g，胎儿皮下脂肪沉积较多，皮肤皱纹消失，指甲到达指端，此时若出生可啼哭和吸吮，基本可以存活。

（1）健康教育及指导：①分娩前生活方式的指导。②分娩相关知识（临产的症状、分娩方式指导、分娩镇痛）。③新生儿疾病筛查。④产后抑郁症的预防。

（2）常规保健项目包括：①询问胎动、阴道出血、宫缩、皮肤瘙痒、饮食、运动、分娩前准备情况。②体格检查同妊娠 30～32 周产前检查。

（3）必查项目包括：尿常规。

（4）备查项目包括：①妊娠 35～37 周 B 族链球菌筛查。具有高危因素的孕妇（如合并糖尿病、前次妊娠出生的新生儿有 B 族链球菌感染等），取直肠和阴道下 1/3 分泌物培养。②妊娠 32～34 周肝功能、血清胆汁酸检测（妊娠期肝内胆汁淤积症高发病率地区的孕妇）。③妊娠 32～34 周后可开始电子胎心监护［无应激试验（高危孕妇）］。④心电图复查（高危孕妇）。

7. 第 7～11 次产前检查（妊娠 37～41 周）

胎儿身长约 50 cm，重约 3000 g，胎儿发育成熟，皮肤粉红，皮下脂肪多，生殖器发育良好，出生哭声洪亮，吸吮力强。

（1）健康教育及指导：①分娩相关知识（临产的症状、分娩方式指导、分娩镇痛）。②新生儿免疫接种指导。③产褥期指导。④胎儿宫内情况的监护。⑤妊娠≥41周，住院并引产。

（2）常规保健项目包括：①询问胎动、宫缩、见红等。②体格检查同妊娠30～32周产前检查。

（3）必查项目包括：①超声检查（评估胎儿大小、羊水量、胎盘成熟度、胎位，有条件可检测脐动脉收缩期峰值和舒张末期流速之比等）。②无应激试验（每周1次）。

（4）备查项目包括：子宫颈检查及Bishop评分。

孕前和孕期各阶段的常规保健项目和必查项目，（如表1-1所示）。

表1-1　孕前和孕期各阶段的常规保健项目和必查项目

内容	项目	孕前保健（孕前3个月）	第1次检查（孕6～13周⁺⁶）	第2次检查（孕14～19周⁺⁶）	第3次检查（孕20～24周）	第4次检查（孕25～28周）	第5次检查（孕29～32周）	第6次检查（孕33～36周）	第7～11次检查（孕37～41周）
常规保健	评估孕前高危因素	√							
	全身体格检查	√							
	血压、体质量与体质指数	√	√	√	√	√	√	√	√
	妇科检查	√	√						
	建立孕期保健手册		√						
	确定孕周、推算预产期		√						
	评估孕期高危因素		√						
	胎心率（孕12周左右）		√	√	√	√	√	√	√
	分析首次产前检查的结果			√					
	宫底高度			√	√	√	√	√	√
	胎位						√	√	√

（续表 1-1）

内容	项目	孕前保健（孕前 3 个月）	第 1 次检查（孕 6~13 周$^{+6}$）	第 2 次检查（孕 14~19 周$^{+6}$）	第 3 次检查（孕 20~24 周）	第 4 次检查（孕 25~28 周）	第 5 次检查（孕 29~32 周）	第 6 次检查（孕 33~36 周）	第 7~11 次检查（孕 37~41 周）
必查项目	血常规	√	√		√	√	√		
	尿常规	√	√		√	√	√	√	
	血型（ABO 和 Rh）	√	√						
	空腹血糖水平	√	√						
	肝功能	√	√						
	肾功能	√	√						
	乙肝表面抗原筛查	√	√						
	梅毒血清抗体筛查	√	√						
	人类免疫缺陷病毒筛查	√	√						
	地中海贫血筛查	√	√						
	早孕期超声检查（确定宫内妊娠和孕周）		√						
	胎儿系统超声筛查（孕 20~24 周）				√				
	产科超声检查						√		√
	NST 检查（每周 1 次）								√
	75 g OGTT					√			

二、相关指引与内容

（一）检查前

首次产前检查时应注意以下事项：

（1）检查前，不要大吃大喝，不吃太甜、太咸、过于油腻、高蛋白食品及大量海产品，不要饮酒、喝浓茶和咖啡等，晚上应早休息。各类食物可能对检查造成的影响：①含碘高的食品（如深海鱼、藻类、海带、海蜇皮等）会影响甲状腺激素的检查结果。②含嘌呤类的食物（如动物内脏、海鲜类食品、酒类等）会影响血尿酸的检测。③动物血液制品对大便潜血试验检查有一定影响。④含糖过高食物对血糖、尿糖的检测有一定影响。⑤高蛋白食品对肾脏功能检测有一定影响。⑥高脂肪食品会影响血脂的检测。

（2）检查前，需禁食至少 8 小时，否则将影响血糖、血脂、肝功能的检查结果，但饮少量的清水，送服平时服用的药物不会影响检查结果。

（3）为了保证检查后能及时、准确了解检查结果，应在检查前认真填写和核对检查表。

（4）检查前勿贸然停药。如高血压病患者每日清晨服降压药，是保持血压稳定所必需的，如果贸然停药或推迟服药会引起血压骤升，以致发生危险。按常规服药后再测血压，检查医生也可对目前的降压方案进行评价。对糖尿病或其他慢性病患者，也应在采血后及时服药，不可因检查而干扰常规治疗。

（5）检查当天要注意先做要求空腹检查的项目，如采血、空腹彩超等。

（6）穿着简单衣物，女性勿穿连衣裙、高筒袜、连裤袜，男性不要打领带，穿高领套头衫或紧身衣。检查当日最好不要佩戴项链等饰品，不要穿带金属物品的衣服，女性内衣尽量不要带钢托。

（二）检查中

（1）精神放松，用一种平常的心态参加检查，切忌紧张，以使检查结果得到客观、真实的反映。

（2）静脉采血时，心情要放松，抽血后立即压迫针孔 5 分钟，防止出血，勿揉局部。因个别人需较长时间才能凝血，若出现小片青紫，待 24 小时后进行局部热敷，淤血会慢慢吸收。如有晕血史，应提前告知采血人员。

（3）检查前应先测血压、身高、体重。心电图检查前应安静休息 5 分钟左右，不能在跑步、饱餐、冷饮或吸烟后进行检查，这些因素都可以导致心电图异常，从而影响对疾病的判断。

（4）做尿常规留取尿标本时，需要保持外阴清洁并留取中段尿测定，以确保化验结果的准确性。

（5）尿常规检查，可到医院后留取标本，也可在检查当日于家中使用干净容器留取。

（6）在检查过程中，应向检查医生提供尽可能全面准确的疾病史。

（7）检查应避开有电磁辐射的设施、设备和环境。

（三）检查后

（1）请保存好检查结果，以便与历次检查结果进行对照，也可作为以后就医的参考资料。

（2）提早预约下次产检时间。

（陈惠容）

第三节 孕期知识与监护指引

学习目标

1. 了解孕期自我监测的相关知识。
2. 熟悉孕妇产检时间表、孕期体重管理。
3. 掌握自数胎动的方法。
4. 掌握孕期血压的自我测量及记录。

一、相关知识

（一）定期产检

依据孕期各阶段母体的变化和胎儿的生长发育特点，合理的产前检查时间与产前检查次数是保障母婴健康的重要措施。医生可以通过了解夫妻双方与怀孕相关的病史、遗传病家族疾病史以及检查项目的结果，排查孕妇和胎儿的健康隐患，做到早发现、早处理，以免病情延误导致不良后果。定期产检能确保妊娠各期都能得到良好的保健指导。

（二）自数胎动

胎动是指胎儿肢体在子宫内的运动，如胎儿伸手、踢腿等。当这种肢体运动冲击子宫壁时，孕妇是可以感觉到的。孕 28 周以后，孕妇不仅可以感受到胎动，还可以在腹壁上看到或摸到胎动，这表明此阶段可以记录胎动了。胎动也是胎儿的特殊表达方式，这从侧面反映了胎儿在子宫内的生长、发育情况。所以，自数胎动是每一位孕妇需要掌握的一项技能。

（三）体重管理

体重是衡量孕妇机体营养与健康状况的重要指标之一，与胎儿的健康有着密切的关系。当孕妇体重增长过快时，会增加妊娠高血压疾病、妊娠期糖尿病的风险，还可能遭遇难产以及产后肥胖等问题。所以，孕妇应适当地监测自己体重增长的情况，并根据体重增长的速度，合理调整日常的饮食并辅以适当的运动。

孕前体重正常的孕妇，整个孕期体重增长的适宜值为 8 ~ 14 kg，孕中、晚期每周增长 0.26 ~ 0.48 kg。孕妇在合理补充膳食的同时，还需要注意适当参加活动，每天应不少于 30 分钟的中等强度活动，最好有 1 ~ 2 小时的散步、体操等户外活动，以维持体重在适宜的范围内增长。

（四）血压监测

血压测量是孕妇自我管理的内容之一，目的在于动态监测孕期血压的变化，以发现妊娠期高血压疾病。孕妇正常血压为收缩压低于 140 mmHg，舒张压低于 90 mmHg，即小于 140/90 mmHg，与非孕期的女性一样。监测血压是筛查妊娠高血压疾病最直接的手段，如果能做到早发现、早诊断、早治疗，就可以减少胎盘早剥、胎儿宫内窘迫等危险状况的发生。所以，孕妇关注自己的血压情况，就能及时发现妊娠期高血压疾病。

二、相关指引与内容

（一）产前检查的次数及孕周

合理的产前检查次数及孕周不仅能保证孕期保健的质量，也可节约医疗卫生资源。根据目前我国孕期保健的现状和产前检查项目的需要，以及根据《孕前和孕期保健指南（2018）》推荐，产前检查孕周分别为：妊娠 6～13^{+6} 周，14～19^{+6} 周，20～24 周，25～28 周，29～32 周，33～36 周，37～41 周。检查 7～11 次，有高危因素者，可酌情增加次数。

（二）自数胎动方法与指导

1. 正常胎动的观察

正常胎动 1 小时 3～5 次。但由于胎儿个体差异大，有的胎儿 12 小时可动 100 次左右，只要胎动有规律，有节奏，变化不大，就说明胎儿发育是正常的。

2. 胎动计数方法

胎动是孕妇了解胎儿健康状况的重要渠道。孕妇可通过胎动来监测胎儿在子宫内的安危状态。依靠孕妇的自我监控，每天掌握胎动变化的情况，可以随时了解胎儿在子宫内是否安然无恙，以便及早发现问题。

每天在固定时间段（早、中、晚 3 次）内各数 1 小时。如胎动次数比平时多一倍以上，或是平时胎动次数的一半以下，则隔 1 小时后继续数胎动；如胎动次数正常则继续观察，如胎动次数仍和第一次一样，须及时到医院就诊。

3. 胎动计数体位

孕妇最好采取半坐位或侧卧位。

（三）孕期体重登记表

1. 体重测量

孕期体重增加值是反映孕妇健康状况、营养状况及胎儿生长发育状况的综合指标。孕期体重增长不足或增长过多，都会对母婴健康产生多种不良影响，如体重增长处于这两种极端变化都会使妊娠合并症的危险性增加，也会影响母体产后乳汁分泌。

体重指数（BMI）是用体重（kg）除以身高（m）的平方得出的数字，是目前国际上常用的衡量人体胖瘦程度以及是否健康的一个标准。

2. 孕期体重增长评价标准

按中国成人体质指数切点，分别给予不同孕前体质指数情况下，孕期女性体重增长范围和孕中晚期每周体重增长推荐值（以单胎为例），如表 1-2 所示。

表 1 - 2 孕期体重增长和孕中晚期每周体重增长推荐值①

孕前体重分类（kg/m²）	总增长范围（kg）	孕早期增长（kg）	孕中晚期增长速率（kg/week）
低体重（BMI＜18.5）	11.0～16.0	0～2.0	0.46（0.37～0.56）
正常体重（18.5≤BMI＜24.0）	8.0～14.0	0～2.0	0.37（0.26～0.48）
超重（24.0≤BMI＜28.0）	7.0～11.0	0～2.0	0.30（0.22～0.37）
肥胖（BMI≥28.0）	5.0～9.0	0～2.0	0.22（0.15～0.30）

（四）测量血压注意事项

（1）孕妇在测量血压前半小时应禁止运动，禁饮浓茶或咖啡，排空小便。

（2）全身肌肉放松，避免紧张、焦虑、激动。

（3）孕妇测血压前，应在安静环境下，在有靠背的椅子上休息至少 5 分钟。

（4）取坐位或仰卧位测血压，孕妇上肢裸露并轻度外展，肘部置于心脏同一水平。

（5）血压仪袖带均匀紧贴皮肤缠于上臂，使其下缘在肘窝以上 2～3 cm 处，气袖的中央位于肱动脉（肘窝上内侧）表面。

（6）血压记录：测血压时，第一次测血压后，应间隔 1～2 分钟再测第二次血压，取两次测量的平均值，做好记录，作为产检时提供给医生作为孕期血压变化的参考。

（陈杰珠）

---

① 数据来源：中国营养学会 2021 年 9 月 1 日发布的《中国妇女妊娠期体重监测与评价》。

第二章　四级孕妇照护师考核相关知识与指引

第一节　孕前知识与指引

学习目标

1. 了解卵巢及子宫内膜的周期性变化。
2. 掌握排卵监测指引。

一、相关知识

（一）卵泡的发育和排卵

从青春期开始到绝经前，卵巢在形态和功能上发生周期性变化，称为卵巢周期。按卵泡的发育及成熟、排卵、黄体形成及退化的过程分述如下。

1. 卵泡的发育及成熟

卵泡是卵巢的功能单位，其发育过程始于胚胎期，主要分为始基卵泡、窦前卵泡、窦卵泡、成熟卵泡4个阶段。始基卵泡是女性的基本生殖单位。卵泡自形成后即进入自主发育和闭锁的轨道，胎儿出生时卵泡约剩200万个，儿童期多数卵泡退化，至青春期只剩下约30万个卵泡。女性一生中一般有400～500个卵泡发育成熟并排出。卵泡的发育始于始基卵泡到初级卵泡的转化，始基卵泡可以在卵巢内处于休眠状态数十年。从始基卵泡发育至窦前卵泡需9个月以上的时间；约在月经周期第7天，被募集的卵泡群中有一个卵泡优先发育成为优势卵泡，此时便形成了排卵前卵泡。卵泡的发育过程，如图2-1所示。

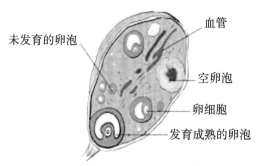

图2-1　卵泡的发育过程①

---

① 史宏晖：《完美孕前准备大百科》，电子工业出版社2012年版。

2. 排卵

卵母细胞及包绕它的卵丘颗粒细胞一起排出的过程称为排卵。排卵时间一般在月经周期第 14～24 日。成熟的卵子排出后，经输卵管、输卵管壁蠕动以及输卵管黏膜纤毛活动等的协同作用下到达输卵管壶腹部，等待精子受精。

3. 黄体期

在卵泡发育早期，卵泡内膜细胞上出现黄体生成激素（luteinizing hormone，LH）受体，卵泡发育中期在促卵泡激素（FSH）的刺激下，颗粒细胞上又出现了 LH 受体，具备了对 LH 的反应性。排卵前，垂体释放 LH 迅速增加，形成 LH 峰。排卵后，卵泡壁的卵泡颗粒细胞和卵泡内膜细胞向内侵入，周围由结缔组织的卵泡外膜包围，共同形成黄体（corpus luteum）。

排卵后 7～8 日（相当于月经周期第 22 日左右），黄体体积和功能达到高峰，直径为 1～2 cm，外观色黄。若卵子受精，在胚胎滋养细胞分泌的绒毛膜促性腺激素作用下，黄体增大转变为妊娠黄体，至妊娠 3 个月末退化。若卵子未受精，黄体在排卵后 9～10 日开始退化，黄体寿命为 14 日左右。黄体衰退后月经来潮，卵巢中又有新的卵泡发育，开始新的周期。

（二）子宫内膜的周期性变化

月经周期分为 3 个阶段（以一个正常月经周期 28 日为例，如图 2－2 所示）。

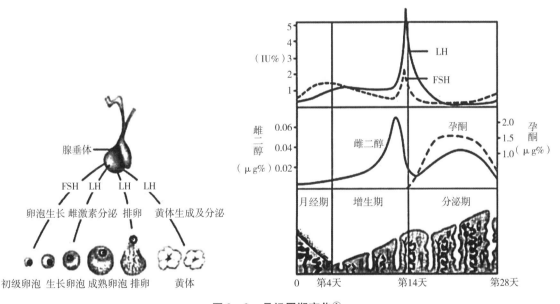

图 2－2　月经周期变化①

（1）月经期：月经周期第 1～4 日。经前 24 小时内膜螺旋动脉节律性收缩及舒张，继而出现逐渐加强的血管痉挛性收缩，导致远端血管壁及组织缺血坏死、剥脱，脱落的内

---

① 王建六、漆洪波：《妇产科学》（第 4 版），人民卫生出版社 2018 年版。

孕产妇照护手册

膜碎片及血液一起从阴道流出，即月经来潮。

（2）增生期：月经周期第 5～14 日。与卵巢周期中的卵泡发育、成熟阶段相对应。

（3）分泌期：月经周期第 15～28 日，与卵巢周期中的黄体期相对应。

二、相关指引与内容

（一）排卵的监测

1. 基础体温测量法

基础体温测量法是根据女性在月经周期中基础体温呈周期性变化的规律来推测排卵期的方法。一般情况下，排卵前，基础体温在 36.6℃ 以下，排卵后，基础体温上升 0.3～0.5℃，持续 14 天，从排卵前 3 天到排卵后 3 天这段时间是易受孕期，可作为受孕计划的参考。首先用体温计测量基础体温，然后在表格内相应位置上画圆点"·"标记，把各圆点用线段连接起来，即成为基础体温曲线（见图 2-3）。记录时间从月经第 1 天起到下次月经开始的前一天，1 个月内体温连成线，基础体温比较高的那几天就是排卵期。在排卵前 3 天、排卵日和排卵后体温上升的第 2 天同房，能大大提高受孕率。

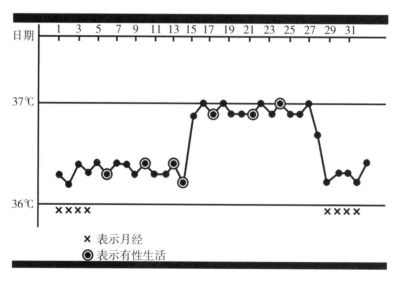

图 2-3　基础体温自测表

基础体温测量的注意事项：①用来测量基础体温的体温计，刻度最好能精确到 0.05℃，精确到 0.1℃ 也可以。②晚上睡觉前把体温计的刻度甩到 35℃ 以下，放置在床边容易拿取、夜里翻身也不会碰到的地方，体温计周围不能有热源。③第 2 天醒来时不要翻身、伸懒腰、上厕所，把温度计放入口中静卧 5 分钟后，取出来记录温度。④经常倒班、上夜班、不能睡整夜觉的女性，可以将在一次睡眠满 6 个小时后醒来时测量的体温数值作为基础体温。⑤最好从月经来潮第 1 天开始，坚持每天按时测量体温。

2. 公式计算法

易孕期第 1 天 = 最短一次月经周期天数 - 18 天；易孕期最后 1 天 = 最长 1 次月经周期

22

天数－11 天。在用这个公式计算之前，至少需要连续 3 次观察、记录月经周期，掌握月经周期的最长天数和最短天数，代入以上公式得出的数字分别表示"易孕期"的开始时间和结束时间。月经周期的计算是从此次月经来潮的第 1 天到下次月经来潮的第 1 天。

举例来说，某育龄女性前 3 个月的月经周期最长为 30 天，最短为 28 天。代入公式：易孕期第 1 天＝28 天－18 天＝10 天；易孕期最后 1 天＝30 天－11 天＝19 天。这说明该育龄女性的易孕期开始于本次月经来潮的第 10 天，结束于本次月经来潮的第 19 天。如果通过观察发现，该育龄女性月经很规律，为 28 天 1 次，那么，可将月经周期的最长天数和最短天数都定为 28 天。代入公式，计算出该育龄女性易孕期为本次月经来潮的第 10～17 天。找出易孕期后，可以从易孕期第 1 天开始，隔日同房 1 次，连续数月，就极有可能妊娠。

3. 排卵试纸测试法

排卵试纸（ovulation prediction kit）是一种辅助女性预测排卵时间（生育能力测试）的工具。排卵试纸的类型包括检测试纸（条）、测试笔等，一般的药店都可以买到。检测试纸采用免疫层析双抗体夹心法原理和胶体金标记技术，主要检测尿液中促黄体生成激素水平，当使用后如出现两条有色条带且检测线等于或深于对照线的显色则检测结果为阳性，这表示将在 24～48 小时内排卵；如仅出现一条红色条带或检测线浅于对照线则检测结果为阴性，这表示未排卵；当对照线区内未出现有色条带，这表明试验失败或试剂失效。

正常的女性每月均会排卵，一个卵子在卵巢内成熟后，从卵巢排出，经由输卵管输送到子宫，妊娠过程是通过一个成熟的卵子在输卵管中与精子结合所形成的。精子在女性生殖道内可存活 24～72 小时，而一个卵子适宜受精的时间在排卵后 24～36 小时，因此，在排卵前 2～3 天及排卵后 1～2 天为易受孕期，即排卵日前后 4～5 天为易受孕期，可用排卵试纸检测 LH 的峰值水平，预知最佳的受孕或避孕时间。

（1）收集尿液注意事项。①用洁净、干燥容器收集尿液。一天之内的尿液均可检测，但通常不使用晨尿。收集尿液的最佳时间是月经结束后一周的早上 10 点至晚上 8 点。在连续几天的检测过程中，应尽量采用同一时间的尿样为好。②尿液若呈现可见的混浊状，需先离心、过滤或待其沉淀后取上部清液进行检测。若不能及时检测，尿液样本可在室温下存放 4 小时或在 2～8℃冷藏存放 48 小时，长期保存需冷冻于－20℃，忌反复冻融。③添加 0.1％叠氮钠作为保护剂对检测结果不产生影响。④收集尿液前 2 小时内应减少水分摄入，因为稀释的尿液样本会妨碍 LH 峰值的检测。

（2）测试时注意事项。①试纸（条）仅供体外检测一次性使用。②试纸（条）只有测试前才能打开密封的铝箔袋，打开原包装后应在 1 小时内尽快使用。③不是每个女性都会在月经中期排卵，有的在测试期间（5 天）可能不会出现阳性结果。④应观察和记录测试期间检测线色度的变化，若检测结果为阴性，但是检测线色度开始下降，也可作为 LH 峰值。⑤尿液过稀导致尿液中 LH 浓度过低缺乏代表性，故检测前不宜喝太多的水或其他饮料。⑥试纸（条）应在规定时间内观察反应结果，30 分钟后则结果无效。⑦试纸（条）使用前不能受潮或触摸反应膜。⑧试纸（条）应在有效期内使用，过期后请勿使用。⑨在开始检测之前要仔细阅读说明书，根据说明书上的步骤去做；不要吃可能会影响测试结果的药物，如激素类药物等。

孕产妇照护手册

（3）测试方法。①准备测试时，从铝箔包装中取出排卵测试笔，取下白色笔帽。取出后应立即使用。②只需将吸水棒朝下置于尿液中停留5秒。③等待3分钟盖上白色笔帽，保持吸水棒朝下或将排卵测试笔平放。测试结果将在3分钟内显示。

（4）读取结果。①阴性结果：对照区出现一条有色条带（激增线条和质控线条）或检测线浅于对照线。如果激增线条的颜色比质控线条的颜色淡，则表示未检测到LH激增，那么，在次日同一时间重新测试。②阳性结果：出现两条有色条带且检测线等于或深于对照线。如果激增线条颜色与质控线条一样深或比质控线条深，则表示检测到LH激增，这是月经周期中的易受孕时间。在易受孕的48小时内同房将提高妊娠机会。③如果质控线条在10分钟内未显示，则应使用一支新的测试笔重新测试，并在10分钟内查看结果。

知识拓展

①试纸（条）用作检测人尿液标本中的LH。②正常含量的人体同源激素——人促甲状腺激素（hTSH）、人类卵泡刺激素（hFSH）对此试纸（条）没有干扰，但尿液中的人绒毛膜促性腺激素（hCG）会干扰试纸（条）的检测结果，因此试纸（条）不适合妊娠期女性，如果发现持续几天均出现LH高峰的结果，应先检测是否妊娠。③一般常用药（如感冒药、抗生素、止痛药等）尚未见影响测试准确性的报告，但若注射或服用含有hCG等的助孕药物就会产生影响。④排卵是个复杂的生理过程，有时有LH峰值的出现并不一定有排卵后正常黄体的生成。如果测定LH峰值且正常同房，3个月后仍未妊娠，则必须到医院看妇科医生。⑤排卵试纸（条）的检测并非绝对准确，错过排卵期和LH峰值的临床案例大量存在，很多女性只能检测到弱阳性（代表即将排卵或已经排卵）而检测不到强阳性（代表正在排卵），这并不能说明没有发生排卵。

4. B超

备孕女性可以采用B超来监测卵泡的发育、排卵和子宫内膜的增生程度。具体方法：从末次月经的第1天算起，第9天开始即可通过B超检查，见到卵巢内有多个卵泡发育增大，直径为4～7 mm。随后，隔天或每隔2天复查1次，等到最大的卵泡长到10 mm以上时就必须每天复查1次。通常卵泡长到16 mm左右便有排卵的可能。此时，子宫内膜会达到最大限度的增生。这种现象表明卵巢就要排卵，可在医生的指导下安排同房时间，这种方法的优点是比较准确。

（二）选择最佳时机受孕

1. 最佳生育年龄

理想的生育年龄应从有益于母儿健康、优生、计划生育、家庭生活及工作和学习等多方面考虑。有关专家认为，我国女性身体各器官、系统发育成熟要到24～25岁。过早生育（如20岁以前），孕产妇的难产率及孕产期并发症的发生率均相应增加，而且流产、早产、胎儿畸形率也高。但过晚生育也不好，如果30岁生第一胎，即为高龄初产妇，难产率明显增高，对母婴均不利，容易影响新生儿质量。过晚生育，受孕后胎儿畸形率升高，痴呆症发生率也随女性生育年龄增高而增高。这是因为高龄妇女的卵细胞受各种环境因素的影响而逐渐老化，在卵细胞进行减数分裂的过程中，易发生染色体不分离而造成卵细胞染色体数目异常，此类卵细胞受精后，可发育成染色体病患者，如先天愚型。

2. 受孕心理准备

青年男女组织家庭后，夫妻双方首先应做生育计划。当准备妊娠时，要以喜悦的心情去盼望这一天的到来。有了健康受孕心理准备的夫妻，才会有健康人体的内环境及优质的精子和卵子。夫妻愉快的心理状态，有利于孕育身心健康的后代。

3. 良好的饮食起居习惯

在受孕前至少1～2个月，夫妻双方应养成良好的生活习惯。早睡早起，适当锻炼身体；不熬夜，不做剧烈运动及过度的脑力、体力劳动；增强营养，特别是多摄取蛋白质、矿物质和维生素类食物。科学安排一日三餐，并注意多吃水果，以供应体内生殖细胞足够的养料，保证生殖细胞的质量。

4. 安排好受孕日

排卵前，应有计划地减少同房次数，以保证精子的数量和质量。在排卵期，综合各方面条件，选择最理想的受孕日，一般应安排在女性月经来潮前14天左右。

5. 避开不利的受孕时机

（1）夫妻任何一方患病，尤其是感染性、发热性疾病，都可能影响生殖细胞的质量，因此患病期间要避免病中受孕。

（2）因病用药期间不宜妊娠。药物停用后，药物作用尚未消失之前也不宜受孕。

（3）婚后，如服用避孕药的，应在孕前6个月停药。

（4）避免过量饮酒受孕。

（5）避免在接触有害、有毒的化学药品或接触放射线、高温等不利的环境中受孕，受孕前及孕期应暂时调离不良工作环境。

（6）使用避孕环应在妊娠前取出避孕环使子宫黏膜得到恢复。

（7）流产或早产后，应咨询专家做好计划再妊娠。

（陈惠容）

第二节　早孕知识与指引

学习目标

1. 了解早孕的征兆。
2. 掌握早孕的监测指引和方法。

一、相关知识

（一）早孕变化

1. 人绒毛膜促性腺激素及其检测

人绒毛膜促性腺激素（human chorionic gonadotropin，hCG）是一种糖蛋白激素，由胎盘产生，大量存在于母体血液与尿液中，尤其在早期妊娠阶段，故可用生物法或免疫法测定以诊断是否早孕。hCG 在胚胎第 2 周，即由合体滋养层细胞产生，在受精后第 7 天左右便出现在母体血液中，以后逐渐增多。母体血液及尿液中 hCG 的浓度在妊娠第 9～11 周达到高峰，妊娠 3 个月后 hCG 显著下降，近 20 周时降至最低点。一般于产后 4 天 hCG 从母血中消失。孕妇尿液中 hCG 浓度变化曲线与血液中 hCG 浓度变化曲线相平行，不同孕妇的 hCG 浓度和变化曲线明显不同。多胎妊娠的女性和葡萄胎以及绒毛膜上皮癌患者血液中 hCG 的浓度均较正常妊娠女性高。

2. 卵裂

受精卵的分裂称为卵裂，卵裂产生的细胞称为卵裂球。卵裂时，随着细胞的分裂同时出现细胞分化，并无细胞生长。虽然细胞数目有增加，但细胞体积越来越小。人类受精卵第一次卵裂的结果是形成两个大小不等的细胞。大细胞分裂增生将形成内细胞团，未来发育为胚体和部分胎膜。而小细胞演化则形成绒毛膜和胎盘的一部分，如图 2－4 所示。

3. 胚泡的形成

随着卵裂球数目的增加，到受精后第 3 天时，形成一个包含 12～16 个卵裂球的实心球，称为桑椹胚，此时其已由输卵管运行到子宫腔。早期卵裂球仍具有全能发育的潜能，将二细胞期的卵裂球或将桑椹胚分为两半，每半均可发育成为一个全胚。当卵裂球增至 100 个左右时，细胞间出现一些小的腔隙，随之融合为一个大腔，腔内充满液体，呈囊泡状，称为胚泡。在受精后第 6～7 日，晚期囊胚透明带消失后侵入子宫内膜的过程，称为受精卵着床。此后受精卵逐渐发育，从胚胎长大成为胎儿。桑椹胚和胚泡以及妊娠囊的形成使多普勒超声成为诊断是否早孕的重要方法之一（见图 2－4）。

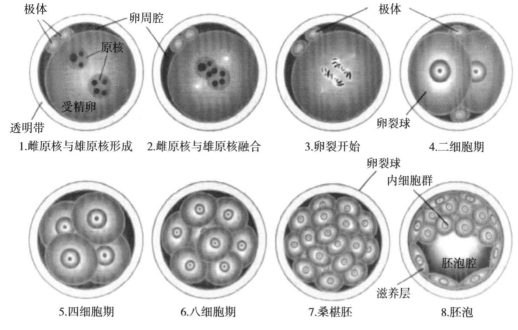

图 2 - 4　卵裂与胚泡形成（妊娠第 1 周）

（图片来源：顾春娟、鲍建瑛主编《正常人体学基础》，上海科学技术出版社 2018 年版，第 282 页。）

4. 其他变化与内容

（1）基础体温升高：受激素和基础代谢率的影响，在妊娠的第 13 ～ 14 周前基础体温持续在 36.7 ～ 37.2℃ 的低热状态。

（2）月经停止：停经是最大的妊娠变化。对于月经周期稳定的女性，如果月经推迟 1 周以上，基本可以确定为妊娠。

（3）乳房变化：乳房变化与月经前期的变化很像，而且变化更加明显了。对于接触、温度也比平时更加敏感，乳头触到内衣会疼痛，乳房变得更加柔软、丰盈，乳头、乳晕颜色加深，乳晕上细小的孔腺变大。

（4）呕吐：妊娠之后最明显的征兆之一就是呕吐，并且可能对某些气味特别敏感，或者特别讨厌某些食物。

二、相关指引与内容

（一）早孕的观测

1. 早孕试纸测试法

早孕试纸是一种方便女性检测是否怀孕的工具，只能作为一种初筛检查。早孕检测一般检查尿液即可，当受精卵植入子宫后，女性体内就产生了 hCG，它的作用是有利于维持妊娠。将尿液滴在早孕试纸上的检测孔中，若试纸的对照区出现一条有色带（有的试纸显红色，有的显蓝色），表示检测结果阴性，这说明未怀孕；反之，对照区出现两条色带，则表示检测结果阳性，这说明可能妊娠（见图 2 - 5）。

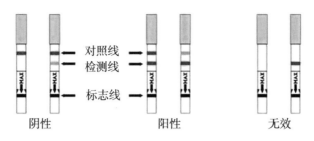

图 2-5 早孕试纸测试

知识链接

测试步骤

（1）使用一次性尿杯或洁净容器收集尿液。

（2）沿包装铝袋切口撕开，取出试纸条。

（3）将试纸条标有 MAX 的一端浸入尿液中，液面请勿超过 MAX 标志线，约 3 秒钟后取出试纸条平放。

（4）5 分钟内观察结果，5 分钟后所显示的结果无效（测试结果分为阴性、阳性和无效）。

---

2. 早孕试纸测试的注意事项

（1）早孕试纸（条）的使用时间。早孕试纸（条）的测试时间与女性体内所含的 hCG 水平有关，如果 hCG 含量低，检测可能呈弱阳性或者未妊娠。一般来说，在房事且月经周期推迟 7 天以后，可以用早孕试纸（条）来检测是否妊娠。

（2）使用前需要将试纸（条）和尿样标本恢复至室温（20～30℃），还要注意试纸（条）取出后应在 1 小时内使用。

（3）最好用清晨的第一次尿液，而且应当隔一段时间后进行重复测试。因为这时的尿液浓度较高，早孕检测呈阳性的可能性会更高。

（4）注意试纸（条）的保质期和保存方法，否则可能会给出错误的结果。

（5）如果出现恶心呕吐、乳房发胀、嗜睡等妊娠征兆，即使试纸（条）的测试结果显示没有妊娠，也应前往医院做确切的检查，以免测试结果出现误差而被误导。因此，不能仅凭一张早孕试纸（条）的结果来判断是否妊娠。

3. 妊娠测试

妊娠测试就是检测母体的血清或尿液中有无 hCG，如果测试结果呈阳性，说明体内存在胚胎绒毛滋养层细胞，即可确认妊娠。

4. B 超检查

停经 35 日时，宫腔内可见到圆形或椭圆形妊娠囊；妊娠 6 周时，可见到胚芽和原始心管搏动；彩色多普勒超声可见胎儿心脏区彩色血流，则可以确诊为早期妊娠。

（陈惠容）

第三节 孕期营养知识与指引

学习目标

1. 了解孕期营养需求变化。
2. 熟悉孕妇食谱的编制。
3. 掌握孕妇的配餐原则。

一、相关知识

（一）孕妇的营养需求变化

孕妇通过胎盘转运供给胎儿生长发育所需营养，经过 40 周，将一个肉眼看不见的受精卵孕育成体重约 3200 g 的新生儿。与非孕同龄女性相比，孕妇需要更多的营养。

1. 孕期雌激素水平的改变

随着母体卵巢及胎盘分泌的增加，血清雌二醇浓度在妊娠初期开始升高。雌二醇能调节碳水化合物和脂类代谢，提高母体骨骼更新率，钙的吸收、潴留与孕期雌激素水平正相关。

2. 孕期甲状腺素及其他激素水平的改变

血浆甲状腺素 T3、T4 水平升高，但游离甲状腺素升高不多，体内合成代谢增加，基础代谢率至孕晚期升高 15% ~ 20%，孕晚期基础代谢耗能约增加 0.63 MJ/d（150 kcal/d）。

3. 孕期消化功能的改变

孕妇妊娠期受高水平雌激素的影响，齿龈肥厚，易患齿龈炎及牙龈出血，牙齿易松动，极易引发龋齿，所以孕期应注意口腔卫生。受孕酮分泌增加的影响，胃肠道蠕动减慢，胃排空及食物肠道停留时间延长，孕妇易出现饱胀感以及便秘。孕期消化液和消化酶（如胃酸和胃蛋白酶）分泌减少，易出现消化不良，因此孕期应进食易消化的食物。由于贲门括约肌松弛，胃内容物可逆流入食管下部，引起反胃等早孕反应，因此，孕期应少吃多餐。孕 12 周后，早孕反应减少甚至消失，消化系统功能改变的不良影响减少。另外，消化系统功能的上述改变，延长了食物在肠道停留的时间，使一些营养素，如钙、铁、维生素 B_{12} 及叶酸等的肠道吸收量增加，与孕妇、胎儿对营养素的需要增加相适应。

4. 孕期血液容积及血液成分的改变

血浆容积随孕期进展逐渐增加，孕 28 ~ 32 周时达峰值，最大增加量为 50%，为 1.3 ~ 1.5 L。红细胞和血红蛋白的量也逐渐增加，至分娩时可达最大值，增加量约为 20%。血浆容积和红细胞增加程度的不一致性，形成血液的相对稀释，称为孕期生理性贫血。世界卫生组织建议，孕早期和孕晚期贫血的界定值是 110 g/L，孕中期贫血的界定值是 105 g/L。

5. 孕期肾功能的改变

孕期由于需要排出母体自身的废物和胎儿代谢的废物，因此肾的负担加重。肾血容量及肾小球滤过率增加，但肾小管再吸收能力未有相应增加，尿中葡萄糖、氨基酸和水溶性维生素（如核黄素、叶酸、泛酸、吡哆醛的代谢终产物）排出量增加。尤其是叶酸，其排出量比非孕时高出 1 倍，为 10 ～ 15 μg/d。

6. 孕期体重的改变

孕期体重的改变包括孕期体重增长过多和增长过少。孕早期体重无明显变化，孕 13 周起每周增长约 350 g，孕晚期每周增长不超过 500 g。整个妊娠期间体重总体增长 12 ～ 16 kg。

（二）备孕期和孕期膳食原则

1. 备孕期（见图 2 - 6）

备孕女性的营养状况直接关系到孕育和哺育新生命的质量。中国营养协会在《中国备孕妇女膳食指南（2016）》中推荐备孕妇女膳食在一般人群膳食基础上应特别补充以下 3 条。

（1）调整孕前体重至适宜水平。孕前体重与新生儿出生体重、婴儿死亡率以及孕期并发症等不良妊娠结果有密切关系。肥胖或低体重的育龄女性是发生不良妊娠结果的高危人群。

（2）常吃含铁丰富的食物，选用碘盐，孕前 3 个月开始补充叶酸。育龄妇女是铁缺乏和缺铁性贫血患病率较高的人群。备孕女性应经常摄入含铁丰富、利用率高的动物性食物，铁缺乏和缺铁性贫血者应纠正贫血后再妊娠。动物血、肝脏及红肉中主要是血红素铁，可直接被吸收，并且吸收率较高，一日三餐中应该有瘦肉 50 ～ 100 g，每周食用一次动物血或畜禽肝脏 25 ～ 50 g。在摄入富含铁的畜肉或动物血、肝脏时，应同时摄入含维生素 C 较多的蔬菜和水果，以提高膳食铁的吸收与利用。碘是合成甲状腺激素不可缺少的微量元素，碘盐在烹调等环节可能造成碘损失，为避免孕期碘缺乏对胎儿智力和体格发育产生不良影响，备孕女性除选用碘盐外，还应每周摄入一次富含碘的海产品以增加一定量碘的储备。叶酸缺乏可影响胚胎细胞增殖、分化，增加神经管畸形及流产的风险，备孕女性应从准备妊娠前 3 个月开始每天补充 400 mg 叶酸，并持续整个孕期。其余营养素需求与非孕期一致。

（3）吸烟、饮酒会影响精子和卵子的质量及受精卵着床与胚胎发育，在准备妊娠前 6 个月，夫妻双方均应停止吸烟、饮酒，并远离吸烟环境，保持健康的生活方式。

（陈惠容）

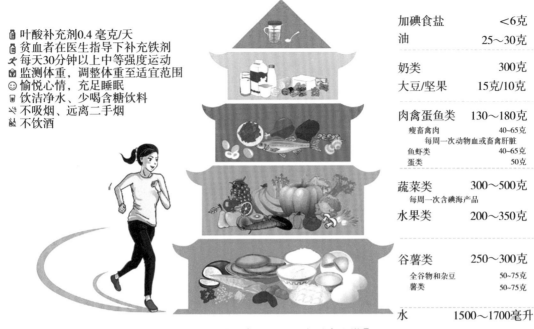

叶酸补充剂0.4毫克/天
贫血者在医生指导下补充铁剂
每天30分钟以上中等强度运动
监测体重，调整体重至适宜范围
愉悦心情，充足睡眠
饮洁净水，少喝含糖饮料
不吸烟、远离二手烟
不饮酒

加碘食盐	<6克
油	25～30克
奶类	300克
大豆/坚果	15克/10克
肉禽蛋鱼类	130～180克
瘦畜禽肉	40～65克
每周一次动物血或畜禽肝脏	
鱼虾类	40～65克
蛋类	50克
蔬菜类	300～500克
每周一次含碘海产品	
水果类	200～350克
谷薯类	250～300克
全谷物和杂豆	50～75克
薯类	50～75克
水	1500～1700毫升

图 2-6　中国备孕妇女平衡膳食宝塔①

2. 孕期（见图 2-7）

妊娠期是"生命早期1000天的机遇窗口期"的起始阶段，营养作为最早、最重要的环境因素，对母子双方的近期和远期健康都具有决定性的意义。中国营养协会在《中国孕期妇女膳食指南（2016）》中推荐孕期女性膳食在一般人群膳食基础上应特别补充以下5条。

（1）补充叶酸，常吃含铁丰富的食物，选用碘盐。

（2）孕吐严重者可少食多餐，保证必要含量的碳水化合物的食物。

（3）孕中、晚期适当增加奶、鱼、禽、蛋、瘦肉的摄入。

（4）适量身体活动，维持孕期适宜增重。

（5）禁烟酒，愉快孕育新生命，积极准备母乳喂养。

---

① 图片来源：http：//www.mcnutri.cn/Images/@ Cmsfy_ 526e06aa-0f4a-4216-810 2-63dc8afd3f82.jpg。

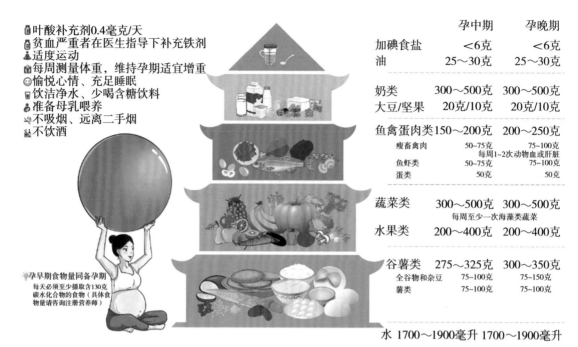

图 2-7　中国孕期妇女平衡膳食宝塔①

（三）孕期营养要点

1. 孕早期

孕早期（孕 1～3 个月）胚胎生长速度较缓慢，所需营养与孕前没有太大的差别。值得注意的是，早孕反应对营养素的摄入有一定影响，应注意以下 5 个方面。

（1）按照孕妇的喜好，选择促进食欲的食物。

（2）选择容易消化的食物，以减少呕吐，如粥、面包干、馒头、饼干、甘薯等。

（3）想吃就吃，少食多餐。如睡前和早起时，可吃几块饼干、面包等以减轻呕吐，增进食量。

（4）孕吐较明显或食欲不佳的孕妇不必过分强调平衡膳食，但每天必须摄取至少 130 g 的碳水化合物，首选易消化的粮谷类食物，如 180 g 的米或面食、100 g 的薯类或玉米；进食少或孕吐严重者需寻求医生帮助，以防止酮体对胎儿早期脑发育的不良影响。

（5）为避免胎儿神经管畸形，应补充叶酸 400～600 μg/d（见表 2-1）。

表 2-1　常见的含叶酸丰富的食物

食物名称	叶酸含量（每 100 g 食物）
鸡肝	1172.2 μg
猪肝	425.1 μg
苋菜（紫）	419.8 μg

① 图片来源：http：//www. mcnutri. cn/Images/@ Cmsfy_ c6b1eb1f - a9c5 - 4158 - 998 a - c292cd5a2b52. jpg。

（续表 2 - 1）

食物名称	叶酸含量（每 100 g 食物）
绿豆	393.0 μg
鸭蛋	125.4 μg
茴香	120.9 μg
花生	107.5 μg
核桃	102.6 μg
蒜苗	90.9 μg
菠菜	87.9 μg

2. 孕中期

（1）补充充足的能量。孕 4～6 个月时，胎儿生长开始加快，母体子宫、胎盘、乳房等也逐渐增大，加上早孕反应导致的营养不足，孕中期需要补充能量。

（2）注意铁的补充。孕中期血容量及红细胞迅速增加，并持续到分娩前，对铁的需要量增加，应进食富含铁、吸收率较高的食物，如动物血及肝脏、肉类、鱼类等。

（3）保证充足的鱼、禽、蛋、瘦肉和奶的供给。

（4）食物特别要求：每周进食 1 次海产食品，以补充碘、锌等微量元素；每周进食 1 次（约 25 g）动物肝脏，以补充维生素 A 和铁；每周进食 1 次动物血，以补充铁（见表 2 - 2）。

表 2 - 2 常见的含铁丰富的食物

食物名称	铁含量（每 100 g 食物）
黑木耳（干）	235.1 mg
紫菜	54.9 mg
蘑菇（干）	51.3 mg
鸭肝	50.1 mg
蛏子	33.6 mg
鸭血	31.8 mg
豆腐皮	30.8 mg
鸡血	25.0 mg
鸡肝	23.1 mg
猪肝	22.6 mg
樱桃（野）	11.4 mg

3. 孕晚期

孕 7～9 个月胎儿体内组织、器官迅速增长，脑细胞分裂增殖加快，骨骼开始钙化，同时，孕妇子宫增大、乳腺发育加快，对蛋白质、能量以及维生素和矿物质的需要明显增加。此时应注意：①补充长链多不饱和脂肪酸；②增加钙的补充；③保证适宜的体重增长。

食物特别要求：每周至少食用3次鱼类（其中至少1次海产鱼类）；每日1个鸡蛋；每周进食1次动物血及肝脏；每日饮至少250 mL的奶，同时补充300 mg的钙（见表2-3）。

表2-3　常见的含钙丰富的食物

食物名称	钙含量（每100 g食物）
虾皮	991 mg
河虾	325 mg
豆腐干	308 mg
紫菜	264 mg
黑木耳	247 mg
蟹肉	231 mg
黄豆	191 mg
海虾	146 mg
酸奶	118 mg
油菜	108 mg
牛乳	104 mg

（四）孕妇能量及营养素制定原则

1. 能量

与非孕期相比，孕期的能量消耗包括胎儿和母体生殖器官的生长发育以及母体用于产后泌乳的脂肪储备。

（1）孕早期：由于母体与胎儿的能量需求增长不大。根据《中国居民膳食营养素参考摄入量（2013版）》建议，孕早期能量的摄入应与非孕期成年女性保持一致（见表2-4）。

表2-4　孕早期女性能量参考摄入量

身体活动水平	能量（EER）	
	（MJ/d）	（kcal/d）
轻	7.53	1800
中	8.79	2100
重	10.04	2400

数据来源：中国营养协会《中国居民膳食营养素参考摄入量（2013版）》，科学出版社2014年版。

（2）孕中期：由于母体与胎儿的体重增长较快，母体开始储备脂肪。根据《中国居民膳食营养素参考摄入量（2013版）》建议，孕中期能量的摄入应在非孕期成年女性的基础上增加300 kcal/d（见表2-5）。

表2-5 孕中期女性能量参考摄入量

身体活动水平	能量（EER）	
	（MJ/d）	（kcal/d）
轻	8.79	2100
中	10.05	2400
重	11.30	2700

数据来源：中国营养协会《中国居民膳食营养素参考摄入量（2013版)》，科学出版社2014年版。

（3）孕晚期：由于胎儿的增长加速，母体脂肪的储备提升。根据《中国居民膳食营养素参考摄入量（2013版)》建议，孕晚期能量的摄入应在非孕期成年女性的基础上增加450 kcal/d（见表2-6）。

表2-6 孕晚期女性能量参考摄入量

身体活动水平	能量（EER）	
	（MJ/d）	（kcal/d）
轻	9.41	2250
中	10.67	2550
重	11.92	2850

数据来源：中国营养协会《中国居民膳食营养素参考摄入量（2013版)》，科学出版社2014年版。

由于孕期对营养素的需求大于对能量的需求，通过增加食物摄入量以增加营养素的摄入量，极易引起体重的过多增长。因此，营养素的结构也十分重要，而保证营养素适量摄入的最佳方法是密切监测和控制孕期每周体重的增长。

（4）宏量营养素供能比：主要提供能量的物质是碳水化合物、脂肪、蛋白质，也称宏营养素。《中国居民膳食营养素参考摄入量（2013版)》建议，从孕早期开始，宏量营养素供能比例应与非孕期成年妇女一致，即碳水化合物、脂肪、蛋白质的摄入比例分别为：50%～65%、20%～30%、10%～15%（见表2-7）。

表2-7 孕期宏量营养素供能比例

宏量营养素	AMDR（%E）
碳水化合物	50～65
脂肪	20～30
蛋白质	10～15
A:%E为占能量的百分比；B：MADE为宏量营养素解释范围	

数据来源：中国营养协会《中国居民膳食营养素参考摄入量（2013版)》，科学出版社2014年版。

2. 蛋白质

妊娠期间，胎儿、胎盘、羊水、血容量增加及母体子宫、乳房等组织的生长发育约需 925 g 蛋白质，根据《中国居民膳食营养素参考摄入量（2013 版）》建议，孕早、中、晚期膳食蛋白质的推荐营养素摄入量（RNI）要比非孕期女性有所增加，增加的摄入量分别为 0 g/d、15 g/d、30 g/d，即摄入量分别为 55 g/d、70 g/d、85 g/d。

3. 脂类

脂类是人类膳食能量的重要来源，孕期需要 3～4 kg 的脂肪积累，以备产后泌乳。此外，膳食脂肪中的磷脂及其中的长链多不饱和脂肪酸对人类生命早期脑和视网膜的发育有重要的作用，决定了孕期对脂肪以及特殊脂肪酸的需要。孕 20 周开始，胎儿的脑细胞分裂加速，作为脑细胞结构和功能成分的磷脂的增加是脑细胞分裂加速的前提，而长链多不饱和脂肪酸如花生四烯酸（ARA，C20：4，n-6）、二十二碳六烯酸（DHA，C22：6，n-3）为脑磷脂合成所必需。孕期 DHA 的需要包括母体的生理需要以及胎儿生长发育的需要。孕期 DHA 的适宜摄入量为 0.25 g/d。胎儿脑、视网膜及其他组织发育过程中所需的多不饱和脂肪酸主要来源于母体内的贮备、孕期膳食直接供给以及由膳食中的 α-亚麻酸在体内衍生合成。根据《中国居民膳食营养素参考摄入量（2013 版）》建议，孕妇膳食脂肪应占总能量的百分比为 20%～30%，其中，饱和脂肪酸低于 10%，多不饱和脂肪酸 n-6 与 n-3 的比值为（4～6）：1。n-6 系多不饱和脂肪酸 ARA 的母体是亚油酸，n-3 系多不饱和脂肪酸 DHA 的母体是 α-亚麻酸，两者均不能在人体内合成，必须从食物中摄取。亚油酸是人和动物营养中必需的脂肪酸，普遍存在于植物油中。而 α-亚麻酸有提高智力的作用，也是人们必需的营养素之一，对人体的健康有重要的意义。α-亚麻酸仅存于大豆油、亚麻籽油、低芥酸菜籽油等少数油种中。目前，发现 α-亚麻酸含量最高的食用油是紫苏籽油。

4. 碳水化合物

根据《中国居民膳食营养素参考摄入量（2013 版）》建议，从孕早期开始，碳水化合物的 AI 应在非孕期成年女性的基础上增加 10 g/d，即 130 g/d。

5. 微量营养素

（1）钙：与非孕期相比，在雌激素作用下，妊娠期钙的吸收率增加，以保障胎儿获得充足的钙。孕期钙供给不足，可影响母体的骨密度，供给充足则可降低母体高血压和先兆子痫的危险。根据《中国居民膳食营养素参考摄入量（2013 版）》建议，孕中、晚期对钙的 AI 应在非孕期成年女性的基础上增加 200 mg/d，即 1000 mg/d，可耐受最高摄入量（UL）为 2000 mg/d。如果钙过多摄入可能会导致孕妇便秘，还可能影响其他营养素的吸收。

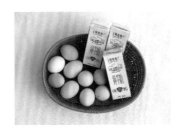 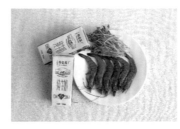 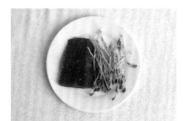

（2）铁：在许多国家，孕妇贫血是常见疾病。已有大量的数据显示，孕早期铁的缺乏与早产和婴儿低出生体重有关。根据《中国居民膳食营养素参考摄入量（2013 版）》建议，孕中期和孕晚期对铁的 AI 应在非孕期成年女性的基础上分别增加 4 mg/d 和 9 mg/d，即 24 mg/d 和 29 mg/d，UL 值为 42 mg/d。动物肝脏、动物血、瘦肉中铁的含量丰富且易于吸收。此外，蛋黄、豆类、蔬菜（如油菜、芥菜、雪里蕻、菠菜、莴笋叶等）中铁的含量也很丰富。

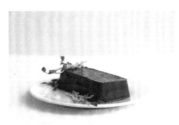
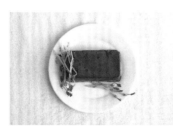

（3）碘：碘缺乏使母体甲状腺素合成减少，从而导致孕妇甲状腺功能减退，不仅降低了孕妇的新陈代谢，还因此减少了胎儿的营养。孕妇碘缺乏也可致胎儿甲状腺功能低下，从而引起以生长发育迟缓、认知能力降低为标志的不可逆转的亚临床型克汀病（subclinical cretinism，简称"亚克汀"）。孕早期碘缺乏引起的神经损害更为严重。根据《中国居民膳食营养素参考摄入量（2013 版）》建议，孕期对碘的 AI 应在非孕期成年女性的基础上增加 110 μg/d，即 230 μg/d，UL 值为 600 μg/d。目前，我国采用食盐强化碘预防高危人群的碘缺乏的做法，已取得成功并得到世界卫生组织的肯定。此外，孕期建议每周进食一次富含碘的海产品。

（4）锌：锌元素是免疫器官胸腺发育的营养素，只有锌量充足才能有效保证胸腺发育，正常分化 T 淋巴细胞，促进细胞免疫功能。锌具有帮助生长发育、智力发育、提高免疫力的作用。母体摄入充足的锌可促进胎儿的生长发育和预防先天性畸形。根据《中国居民膳食营养素参考摄入量（2013 版）》建议，孕早期开始对锌的 AI 应在非孕期成年女性的基础上增加 2 mg/d，即 9.5 mg/d，UL 值为 40 mg/d。有专家建议，对于素食、高纤维素膳食人群，大量吸烟者，多次妊娠者，大量摄入钙剂、铁剂者，应额外补充锌 15mg/d。如铁剂补充如果大于 30 mg/d 可能会干扰锌的吸收，故建议妊娠期间治疗缺铁性贫血的孕妇应补充锌 15 mg/d。

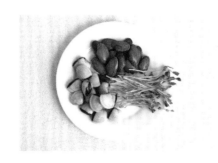
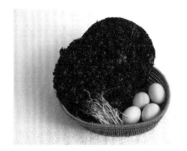

6. 维生素

（1）维生素A：又称视黄醇，是一种脂溶性抗氧化剂，在人体中可以维持视力并且促进骨骼生长。母体缺乏维生素A，可导致孕妇早产、胎儿宫内发育迟缓及婴儿低出生体重等。妊娠前每周补充维生素A可降低胎儿的死亡率。而6000～15000 μg大剂量维生素A可导致自发性流产和新生儿先天性缺陷。根据《中国居民膳食营养素参考摄入量（2013版）》建议，孕中、晚期维生素A的AI应在非孕期成年女性的基础上增加70 μg/d，即770 μg/d，UL值为3000 μg/d。维生素A来源于动物肝脏、牛奶、蛋黄等。目前，市场上销售的孕妇奶粉绝大多数都强化了维生素A，摄入时应注意补充的总量。

（2）维生素D：一种脂溶性维生素，主要作用是促进机体对钙、磷的吸收，促进骨骼生长钙化。可促进胎儿牙齿与骨骼发育，预防胎儿在出生后患佝偻病。帮助孕妇增强身体免疫力，有效预防妊娠高血压疾病。孕期缺乏维生素D可导致软骨病，出现骨头和关节疼痛、肌肉萎缩、失眠、紧张以及痢疾腹泻等症状。维生素D主要来源于日光照射。日光中的紫外线能使皮肤内胆固醇转化为维生素D。这是人体内维生素D的主要来源。

户外活动少、冬季日照短、大城市高大建筑和大气污染（如烟雾、尘埃）都会减少或阻挡紫外线照射，导致维生素D缺乏。维生素D以含脂肪高的海鱼、动物肝脏、蛋黄、奶油中相对较多，其中鱼肝油中的含量高。根据《中国居民膳食营养素参考摄入量（2013版）》建议，孕期维生素D的AI应与非孕期成年女性一样，为10 μg/d，UL值为50 μg/d。

（3）维生素E：由于维生素E对细胞膜，尤其是对红细胞膜上长链多不饱和脂肪酸稳定性有保护作用，孕期维生素E的补充对预防新生儿溶血能产生有益的影响。根据《中国居民膳食营养素参考摄入量（2013版）》建议，孕期维生素E的AI应与非孕期成年女性一样，为14 mg/d。富含维生素E的食物有压榨植物油（包括向日葵籽油、芝麻油、玉米油、橄榄油、花生油等）、果蔬（包括猕猴桃、菠菜、卷心菜、莴苣、甘薯、山药等）、坚果（包括杏仁、榛子和胡桃等）、瘦肉、乳类、蛋类等。

（4）维生素K：即凝血维生素，是促进血液正常凝固及骨骼生长的重要维生素，具有叶绿醌生物活性。维生素K包括K_1、K_2、K_3、K_4等形式，其中K_1、K_2是天然存在的，属于脂溶性维生素，K_3、K_4是通过人工合成的，是水溶性维生素。维生素K_1存在于绿叶蔬菜中。维生素K_2多由细菌合成。常见的维生素K缺乏性出血症见于：①孕期服用维生素K抑制药者，如阿司匹林、抗癫痫药；②早产儿，维生素K不易通过胎盘，胎儿肝内储存量少，早产儿体内更少；③新生儿，初乳中维生素K的含量低，加上初生婴儿开奶迟，肠道细菌少，不能有效合成维生素K等。产前补充维生素K，或新生儿补充维生素K，均可以有效地预防维生素K缺乏症。根据《中国居民膳食营养素参考摄入量（2013版）》建议，孕期维生素K的AI应与非孕期成年女性一样，为60～80 μg/d。

（5）B族维生素：

1）维生素B_1：又称硫胺素，是最早被人们提纯的水溶性维生素。孕期缺乏或亚临床缺乏维生素B_1可致新生儿维生素B_1缺乏症，尤其在以米食为主的长江中下游地区。维生素B_1缺乏也会影响胃肠道功能，这在孕早期特别重要，因为早孕反应使食物摄入量减少，极易引起维生素B_1缺乏，并因此导致胃肠道功能下降，进一步加重早孕反应，引起营养不良。根据《中国居民膳食营养素参考摄入量（2013版）》建议，孕中期和孕晚期维生素

B_1 的 RNI 应在非孕期成年女性的基础上分别增加 0.2 mg/d 和 0.3 mg/d，即 1.4 mg/d 和 1.5 mg/d。富含维生素 B_1 的食物包括：粮谷类、豆类、硬果类和干酵母；动物内脏（如肝、肾）、瘦肉和蛋黄；蔬菜（如芹菜和紫菜等）。

2）维生素 B_2：又叫核黄素，微溶于水，在中性或酸性溶液中加热是稳定的。孕期缺乏维生素 B_2，胎儿会出现生长发育迟缓。缺铁性贫血也与缺乏维生素 B_2 有关。据《中国居民膳食营养素参考摄入量（2013 版）》建议，孕期维生素 B_2 的 RNI 与维生素 B_1 相同。动物内脏（如肝、肾）、蛋黄、肉类、乳类是维生素 B_2 的主要来源，谷类、蔬菜、水果也含有少量的维生素 B_2。

3）维生素 B_6：又称吡哆素，包括吡哆醇、吡哆醛及吡哆胺，在体内主要以磷酸吡哆醛的形式存在，是一种水溶性维生素，遇光或碱易被破坏，不耐高温。在临床上，有使用维生素 B_6 辅助治疗早孕反应，也有使用维生素 B_6、叶酸和维生素 B_{12} 预防妊娠高血压疾病。根据《中国居民膳食营养素参考摄入量（2013）》建议，孕期维生素 B_6 的 RNI 应在非孕期成年女性的基础上增加 0.8 mg/d，即 2.2 mg/d。食物来源主要有动物肝脏、肉类、豆类及坚果（瓜子、核桃）等。

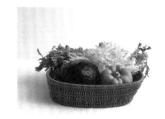
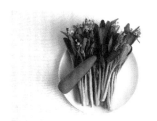
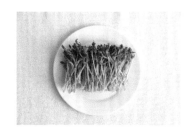

4）叶酸：一种水溶性维生素，因绿叶中含量十分丰富而得名，又名蝶酰谷氨酸。叶酸摄入量不足对妊娠的影响包括出生低体重、胎盘早剥和神经管畸形，在发展中国家还有常见的孕妇巨细胞性贫血。此外，血清、红细胞叶酸水平降低和血浆总同型半胱氨酸浓度升高与妊娠并发症有关。由于血容量增加致血浆稀释以及尿中叶酸排出量增加，母体血浆及红细胞中叶酸水平通常下降，胎盘富含与叶酸结合的蛋白质，可逆浓度梯度主动将母体的叶酸转运至胎儿体内。我国每年有 8 万～10 万名神经管畸形儿出生，其中，北方高于南方，农村高于城市，夏秋季高于冬春季。叶酸的补充需从计划妊娠或可能妊娠前开始。根据《中国居民膳食营养素参考摄入量（2013 版）》建议，孕期叶酸的 RNI 应在非孕期成年女性的基础上增加 200 μg/d，即 600 μg/d。围孕期女性应多摄入富含叶酸的食物，如动物肝脏、豆类和深绿色叶菜，但食物中叶酸的生物利用率仅为补充剂的 50%，因此，补充 400 μg/d 叶酸或食用叶酸强化食物更为有效。

二、相关指引与内容

（一）计算能量需求

假设，孕 32 周孕妇身高 160 cm，现体重 60 kg，孕前体重 53 kg。平时从事文秘工作，未发现妊娠合并症和并发症，该孕妇的孕前体重是否正常，应如何配制食谱？

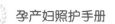

1. 计算孕前理想体重

孕前体质指数（BMI）＝53（kg）/1.6^2（m^2）＝20.70（kg/m^2）

标准体重＝160－105＝55（kg）

2. 判断体型

对于中国人而言，BMI 小于 18.5 属于体重不足，BMI 在 18.5～23.9 属于正常，BMI 在 24.0～27.9 属于超重，BMI 大于或等于 28.0 属于肥胖。根据简便计算法，实际体重大于或者小于标准体重的 10%，属于正常；低于 10% 为偏瘦，高于 10% 为超重；低于 20% 为消瘦，高于 20% 为肥胖。

因此，该孕妇孕前体重属于正常范围，孕晚期体重增长 7 kg 也在正常范围内。

3. 判断活动强度

参加不同的活动，体力消耗也会不同，需要补充的热量也相应不同，所以日常活动量是计算热量摄入的一个重要依据。根据《中国居民膳食指南（2016）》可知，工作、下棋、打牌等属于轻体力活动，周末大扫除、游泳、跳舞等属于中等体力活动，从事搬运、装卸工作和半个小时以上的较激烈的球类运动等属于重体力活动。

因此，该孕妇的工作应属于轻体力活动。

4. 计算孕期能量总值

根据《中国居民膳食营养参考摄入量（2013 版）》建议，孕晚期孕妇活动水平轻、中、重强度的能量消耗分别是 2250 kcal、2550 kcal、2850 kcal。因此，该孕妇的能量消耗应为 2250 kcal/d。

（二）孕晚期的宏量营养素摄入量和比例

根据《中国居民膳食营养参考摄入量（2013 版）》，孕晚期孕妇每日宏量营养素推荐量和能量摄入比，如表 2-6、表 2-7 所示。

1. 蛋白质需要量

根据表 2-7 孕期宏量营养素供能比例，可知该孕妇蛋白质摄入量为 85 g/d。

2. 脂肪需要量

该孕妇的脂肪需要量＝全日能量参考摄入量×30%/9＝2250×30%/9＝75（g/d）。

3. 碳水化合物量

该孕妇的碳水化合物量＝全日能量参考摄入量×55%/4＝2250×55%/4＝308.8（g/d）。

孕妇活动水平强度的能量消耗以轻能量消耗 2250 kcal/d 为标准，对孕晚期孕妇三大营养素进行分配，如表 2-8 所示。

表 2-8 三大营养素分配情况

营养素	供能比（%）	能量（kcal）	重量（g）
蛋白质	15	337.5	85.0
脂肪	30	675.0	75.0
碳水化合物	55	1237.5	308.8
合计	100	2250.0	—

（三）根据餐次和能量比例计算每餐宏量营养素目标

孕晚期孕妇餐次比为：早餐占总能量的30%，午餐、午点占总能量的40%，晚餐、晚点占总能量的30%，如表2-9、表2-10所示。

表2-9　总能量2250 kcal/d 三餐分配情况

餐次	能量比（%）	能量（kcal）
早餐	30	675
午餐	40	900
晚餐	30	675
合计	100	2250

1. 早餐

能量 = 2250 × 30% = 675（kcal）

蛋白质需要量 = 85 × 30% = 25.5（g）

脂肪需要量 = 75 × 30% = 22.5（g）

碳水化合物 = 308.8 × 30% = 92.64（g）

2. 午餐、午点

能量 = 2250 × 40% = 900（kcal）

蛋白质需要量 = 85 × 40% = 34（g）

脂肪需要量 = 75 × 40% = 30（g）

碳水化合物 = 308.8 × 40% = 123.52（g）

3. 晚餐、晚点

能量与宏量营养素需要量和早餐相同。

表2-10　总能量2250 kcal/d 宏量营养素三餐分配情况

营养素	供能比（%）	能量（kcal）	重量（g）
蛋白质	15	337.50	85.00
早餐	30	101.25	25.50
午餐	40	135.00	34.00
晚餐	30	101.25	25.50
脂肪	30	675.00	75.00
早餐	30	202.50	22.50
午餐	40	270.00	30.00
晚餐	30	202.50	22.50
碳水化合物	55	1237.50	308.80
早餐	30	371.25	92.64
午餐	40	513.00	123.52
晚餐	30	371.25	92.64

（四）确定主食品种、数量

已知能量和三种宏量营养素的膳食目标，根据食物成分表，就可以确定主食的品种和数量。

主食的品种，主要根据用餐者的饮食习惯来确定，北方习惯以面食为主，南方则以大米居多。由于粮谷类是碳水化合物的主要来源，因此，主食的数量可以根据各类主食原料中碳水化合物的含量确定。

例如，该孕妇早餐主食肉包和蒸红薯，碳水化合物80%来自面粉，20%来自红薯，计算需要多少面粉和红薯才能满足该孕妇早餐碳水化合物的需求量？

根据《中国食物成分表（2004）》可知，面粉含碳水化合物为70.9%，红薯为15.3%。

面粉的需求量 $= 92.64 \times 80\% / 70.9\% \approx 104.53$ （g）

红薯的需求量 $= 92.64 \times 20\% / 15.3\% \approx 121.10$ （g）

（五）确定副食品种、数量

蛋白质广泛存在于动、植物性食物中，除了谷类食物能提供蛋白质，各类动物性食物和豆制品是优质蛋白质的主要来源。因此，副食的品种和数量的确定应减去已确定的主食。

1. 计算程序

（1）计算主食中提供的蛋白质数量。

（2）蛋白质摄入目标量减去主食中蛋白质数量，即为副食应提供的蛋白质数量。

（3）设定副食中蛋白质的2/3由动物性食物供给，1/3由豆制品供给，据此可求出各自的蛋白质供应量的食物数量。

（4）查表并计算各类动物性食物及豆制品的数量。

（5）设计蔬菜的品种和数量，要考虑重要微量营养素的含量。

（6）确定脂肪的数量。油脂的摄入应以植物油为主，并有一定量动物脂肪的摄入。因此，应以植物油作为纯能量食物的来源。由食物成分表可知每日摄入各类食物提供的总脂肪数量，将需要的总脂肪量减去主、副食物提供的脂肪数量，即为每日需要的植物油数量。

2. 实例计算

以上一步的计算结果为例：

（1）蛋白质：已知该孕妇早餐需要蛋白质为25.5 g，其中2/3为动物蛋白质。假设猪肉和鸡蛋的蛋白质各占19%，牛奶占29%，请问分别需要多少？

根据《中国食物成分表（2004）》可知，猪肉含蛋白质为15.3%，鸡蛋为12.1%，牛奶为3.1%。

所需猪肉 $= 25.5 \times 19\% / 15.3\% \approx 31.67$ （g）

所需鸡蛋 $= 25.5 \times 19\% / 12.1\% \approx 40.04$ （g）

所需牛奶 $= 25.5 \times 29\% / 3.1\% \approx 238.55$ （g）

（2）脂肪：已知该孕妇早餐需要脂肪为22.5 g，现提供猪肉30 g、鸡蛋50 g、牛奶250 g、面粉70 g，请问是否能满足该孕妇早餐对脂肪的需求量？

根据《中国食物成分表（2004）》可知，猪肉脂肪含量为25.3%，鸡蛋为10.5%，牛奶为 3.2% ，面粉为 2.5% 。

猪肉脂肪含量 = 30 × 25.3% = 7.59 （g）
鸡蛋脂肪含量 = 50 × 10.5% = 5.25 （g）
牛奶脂肪含量 = 250 × 3.2% = 8 （g）
面粉脂肪含量 = 70 × 2.5% = 1.75 （g）
总脂肪含量 = 7.59 + 5.25 + 8 + 1.75 = 22.59 （g）

（六）确定蔬菜、水果量

确定了动物性食物和豆制品的数量，就可以保证蛋白质的摄入。最后是微量营养素和纤维素的摄入量，可选择蔬菜和水果补齐。蔬菜和水果的品种和数量可根据《中国居民平衡膳食宝塔（2016）》配制。

（七）确定食用油数量

食用油数量 = 各餐脂肪数量 - 主食和副食等的脂肪含量。各餐或全天以此类推。

（八）形成一日食谱初稿

根据计算的每日每餐的饭菜用量，编制一日食谱，早餐、午餐、晚餐的能量分配为 30% 、40% 、30% 左右即可，如表 2 - 11 所示。

表 2 - 11　晚期孕妇能量约 2250 kcal 的三餐营养素和食物安排

餐次	菜单	材料	材料重量（g）	宏量营养素含量
早餐	肉包	面粉	75	能量 686.25 kcal，占 30.5% 蛋白质 25.925 g 脂肪 22.875 g 碳水化合物 94.184 g
		猪肉	30	
	蒸红薯	红薯	70	
	煮鸡蛋	鸡蛋	50	
	鲜牛奶	牛奶	300	
	水果	苹果	100	
午餐	米饭	大米	110	能量 843.75 kcal，占 37.5% 蛋白质 31.875 g 脂肪 28.125 g 碳水化合物 115.8 g
	蒸海鱼	红杉鱼	100	
	鸭血紫菜汤	鸭血	10	
		紫菜	5	
	盐水菜心	菜心	200	
	食用油	食用油	15	
	水果	香蕉	100	
点心	焖花生板栗	花生	20	
		板栗	20	

（续上表）

餐次	菜单	材料	材料重量（g）	宏量营养素含量
晚餐	米饭	大米	65	能量 720 kcal，占 32% 蛋白质 27.2 g 脂肪 24 g 碳水化合物 98.816 g
	牛肉末豆腐	牛肉	20	
		豆腐	50	
	枸杞炖鸡汤	枸杞	10	
		鸡	50	
	上汤菠菜	菠菜	100	
	水果	橙子	100	
点心	牛奶	酸奶	250	
	坚果	核桃	15	

同时，此方案大约补充了维生素 A 1489.9 μg、胡萝卜素 528.1 μg、叶酸 351.4 μg、钙 1186.6 μg、铁 20 μg。

（九）检查差距和微调

根据以上方案设计出营养食谱后，还应对食谱进行核对调整，最后确定编制。由于受碳水化合物、牛奶和水果的影响，因而对于面粉和红薯的摄入量应进行相应调整。

（陈惠容）

第四节　孕期保健与护理

学习目标

1. 了解孕期的生理变化和心理变化。
2. 熟悉孕期不适的表现。
3. 掌握孕期的基础护理。
4. 熟悉孕期不适的护理。

一、相关知识

（一）孕期变化

1. 孕期生理变化

（1）子宫逐渐增大。子宫随着胎儿的生长发育和逐渐增多的羊水，由未怀孕的约50 g（重量）和5 mL（容量）增大到孕晚期的约1000 g和5 L。

（2）乳房增大，乳头乳晕颜色加深。孕期乳房变化显著，妊娠早期，乳房开始增大、充血，孕早期数周内孕妇常感乳房触痛和刺痛。由于乳腺管和腺泡的增多，致使乳房增大。乳头变大并有色素沉着，且易于勃起，乳晕亦着色加深，因有散在的皮脂腺肥大而形成结节状突起称为蒙氏结节（Montgomery tubercles），是孕早期的体征。妊娠期间胎盘分泌大量的雌激素刺激乳腺管发育，分泌大量孕激素刺激乳腺泡发育。同时，与其他大量的多种激素配合，参与乳腺发育，做好泌乳准备。妊娠期间无乳汁分泌，可能与大量雌激素、孕激素抑制乳汁生成有关。孕晚期，尤其在接近分娩期时，可有少量乳汁分泌。分娩后出现真正的泌乳。

（3）体重增加。孕前体重正常的孕妇，胎儿足月时其平均体重增长12.5 kg左右，增长的体重包括胎儿及其附属物、子宫、乳腺、脂肪组织、血容量等。

（4）循环系统的变化。如血容量增加、心率加快、下肢静脉曲张、痔疮等。

（5）呼吸系统的变化。孕晚期以胸式呼吸为主，原因是增大的子宫使膈肌活动减少，胸廓活动加大。同时，上呼吸道黏膜增厚、充血水肿，使局部抵抗力下降，易发生感染。

（6）消化系统的变化。出现上腹部饱胀、"烧心"感、便秘，主要是受激素变化的影响，肠蠕动减慢，胃酸和胃蛋白酶分泌减少，胃排空时间延长所致。便秘则容易引发痔疮或导致原有痔疮加重。

（7）泌尿系统的变化。孕早期和孕晚期因增大的子宫压迫膀胱，会出现尿频、尿流迟缓，容易引起泌尿系统感染。

（8）皮肤色素沉着。受激素水平变化影响，孕妇乳头、乳晕、腹白线、外阴等处色素沉着，皮肤颜色变深；颧颊部及眶周、前额、上唇和鼻部出现黄褐斑；孕妇腹部皮肤张力加大，使弹力纤维变性、断裂，呈多量紫色或淡红色不规律平行略凹陷的条纹，即妊娠纹。

2. 孕期心理变化

（1）不同时期的心理反应。①孕早期：积极情绪和积极态度表现为惊喜、接纳、珍惜、期待；消极反应表现为害羞、担心、拒绝、焦虑甚至恐惧。②孕中期：接受、期盼、幸福感、幻想、被束缚感、心理依赖增强。③孕晚期：焦虑、紧张、担心、烦躁。

（2）造成心理问题的原因。①生物因素：与孕期孕激素和雌激素水平升高有关。②妊娠期出现合并症。③负面事件：孕期发生夫妻关系不和谐或分居、失业、亲人患病或病故等不良事件。④家庭因素：经济紧张、非意愿妊娠、婆家人的反对、担心宝宝性别等。⑤人格特征：孕妇情绪不稳定、好强求全、固执、人际关系紧张等。

（二）孕期不适

1. 早孕反应

多在停经 40 天左右出现，表现为晨吐、恶心、食欲欠佳、反酸、疲倦无力、精神不振，常发生于清晨，在停经 10 ～ 12 周后自然缓解或消失。

2. 尿频、尿失禁

早孕时，增大的子宫压迫膀胱，使膀胱容量变小，尿意敏感产生尿频现象，到孕期 3个月后尿频可缓解，到孕晚期再次出现尿频甚至尿失禁，且夜尿次数增多。

3. 腹部有下坠感、腹痛、腰背疼痛

孕早、中期，由于增大的子宫牵拉了圆韧带而导致腹部隐痛或有下坠感，特别是起立或者转身时。孕中期开始会出现不同程度的腰背痛或者膝踝关节酸痛。孕晚期，则出现不同部位、程度较轻、时间不定、短时间的腹痛，夜间常有明显的宫缩痛。

4. 小腿抽筋

常见于孕中、晚期，夜间小腿抽筋主要原因是伴随着胎儿的迅速发育，孕妇对钙的需求量增加，体内缺乏钙所引起。白天运动过多，下肢静脉曲张，也会导致夜间小腿抽筋。

5. 静脉曲张

孕妇常见的体征。常见于下肢和会阴部，主要由于增大的子宫压迫盆腔静脉和下腔静脉，造成下肢静脉回流受阻，下肢出现肿胀，对胎儿没有任何不良影响，分娩后会缓解并逐步恢复正常。

6. 便秘、痔疮

造成孕期便秘和痔疮的主要原因是胃肠道肌肉蠕动的减弱和受到增大的子宫的压迫，若孕妇在怀孕前就有痔疮，则常常会导致原有痔疮加重。

7. 白带增多

受怀孕后激素水平变化的影响，孕妇阴道分泌物会增多，颜色多为淡黄色。如果分泌物增多的同时伴有外阴瘙痒、异味腥臭、白带黄色或绿色伴有血丝，呈豆渣样或泡沫样，均说明孕妇阴道已有感染，必须及时就医。

8. 皮肤变化

皮肤变化主要表现为因妊娠后激素的改变导致身体出现色素沉着，如乳头颜色变深；前额、鼻子和脸颊部位出现黄褐斑；从腹部到耻骨会出现一条黑线；出现粉红色或紫红色波浪状的妊娠纹；皮肤瘙痒，引发风团或水泡等。

9. 水肿

清晨手指、手腕肿胀，手指疼痛或发麻，午后出现小腿、踝部水肿，休息后可缓解，主要原因是孕激素升高导致水钠潴留。

10. 心慌、气短、乏力

怀孕后期，增大的子宫将膈肌上推，孕妇以胸式呼吸为主，表现为呼吸急促、气短；同时心脏负荷增加，血流速度加快，心输出量增加，心率加快，疲乏无力。双胎妊娠、体重增加较多或并发贫血者症状更为明显。

二、相关指引与内容

（一）孕期生理变化的护理

1. 皮肤护理

孕期由于激素水平的变化，皮肤的新陈代谢比较快，有的孕妇皮肤变得光滑细腻，也有的孕妇皮肤变得干燥和敏感，甚至出现色斑，所以需要更加悉心的护理。皮肤护理分为四大步骤：清洁、保湿、营养和防晒。这是孕妇最基础的皮肤护理。每天早晚清洁皮肤，通过选用刺激性小的洁肤、护肤用品，清除皮肤毛孔的脏东西，给皮肤补充足量的水分；不要化浓妆，外出时需要做好防晒准备，以保护皮肤不受伤害。另外，充足的睡眠、愉快的心情、清淡的饮食对皮肤护理也很关键，少吃或不吃刺激性食物，注意粗纤维食品的摄入，防止便秘带来的毒素积累，造成皮肤暗淡。

2. 口腔护理

怀孕使得孕妇内分泌发生改变，导致牙齿格外脆弱，这就给一些病菌和毒素提供了可乘之机，这时容易产生各种牙齿问题。由于孕期内分泌及饮食习惯的变化，孕妇很容易患上口腔疾病。特别是孕期前 3 个月和分娩前 3 个月，口腔疾病会比较严重。孕期常见的口腔疾病有牙周炎、牙龈病、蛀牙等。口腔疾病给孕妇带来了不少痛苦。由于麻醉和消炎药物可能对胎儿产生不良影响，以及孕早期胎儿对外界刺激比较敏感，很多口腔疾病无法得到治疗，反而越来越严重。孕中期是相对安全稳定的时期，患有口腔疾病的孕妇可以选择在这个时期接受一些一般性的暂时治疗。口腔疾病在给孕妇造成痛苦的同时，也可能对胎儿造成伤害。据调查，孕妇患有龋齿及牙周炎等口腔疾病，发生早产的概率是正常孕妇的7 倍，而且与病变的程度成正比，口腔病变越重，流产、早产的概率也越高。没有遭受口腔疾病困扰的孕妇也应注意做好口腔保健工作：养成早晚刷牙、饭后勤漱口的良好习惯；定期检查口腔；少食坚硬、需要多咀嚼的食物，减轻牙龈的负担；不要过多食用酸性食物，以免牙神经敏感。

3. 孕妇衣着

（1）孕妇装以舒适为前提，由于孕妇爱出汗，皮肤也比较敏感，棉质布料吸汗透气，穿起来也会更舒服一些。

（2）最好选择大一码的孕妇装，由于怀孕 3 个月之后孕妇的身体变化得特别快，因此宜选择宽松衣物。

（3）内衣、裤要透气吸汗，质地柔软，最好不要穿化纤内衣，因为化纤织物透气性差，影响排汗，容易引起皮肤瘙痒。而且化纤织物分子细小，纤维易堵塞乳腺导管会导致

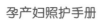

产后乳汁不足。

（4）内裤颜色最好选用浅色，因为孕妇内分泌旺盛，一旦阴道分泌物出现异常，穿浅颜色的内裤更容易发现。内裤要选择有弹性的，裤边不可过紧，更不可勒在大腿根部，这样会导致下半身血流不畅，加重下身浮肿状况。

4. 孕期洗澡注意事项

孕期洗澡时尤其要注意防止滑倒。为了防止感染，不宜选择坐浴或泡澡。建议坐在有靠背的椅子上进行淋浴，以避免跌倒。孕期孕妇新陈代谢旺盛，建议每天至少洗一次澡。但是，每次洗澡的时间不宜过长，水温也不宜过高。这是因为时间过长或者水温过高容易造成浴室内氧气不足，会导致头晕、胸闷等不适。另外，水温过高还会导致全身毛细血管扩张，造成脑部供血不足，有可能会导致子宫、胎盘的血流量减少，造成胎儿宫内缺氧等情况。

5. 挑选胸罩的几个注意事项

（1）舒适：选择罩杯可调整及肩带弹性好的胸罩，乳房与胸罩可以紧密贴合，并不会产生压迫感。在试穿胸罩的时候，要以扣上最紧的钩扣合适为宜。这样，以后胸部增大时，还有向外调整的余地。

（2）材料：有的胸罩看起来样式俏丽，但是穿着时可能会引发皮肤过敏，普通的棉质胸罩是最安全的选择；胸罩内起承托作用的金属圈有很多种，钢圈虽然支撑力强，但是材质较硬，可能会影响乳房血液循环，压迫乳房敏感组织。因此，孕妇最好不要选用这种胸罩或者选择尺寸大一点的。穿戴时一旦有疼痛感，要及时更换胸罩。

（3）注意细节：胸罩一般由系扣、肩带、调节扣环、胸罩下部的金属圈、填塞物等组成，孕妇选择胸罩的时候，要注意这些细节。系扣排扣越多，可调节的余地也就越大，对于孕妇来说也就越合适；乳房增大时，过细的肩带会勒到肩膀，孕妇应选用较宽的肩带。

（4）选择排扣设计在胸前的胸罩，因为随着孕周的增加，孕妇的身体越来越显笨重，选择前排扣环更加人性化。

6. 双脚的护理

选择低跟柔软的鞋子，如果下肢出现水肿，鞋子的码数要适当加大。睡觉时，可以在脚跟处垫上枕头，以减轻双下肢水肿，增加静脉回流。尽量不做美甲护理，避免交叉感染，避免意外刮伤或剪伤。

（二）孕期心理变化的护理

（1）养成定时睡觉的习惯，休息规律，睡觉前避免进食，不讨论不愉快的话题。

（2）可主动了解孕产期的相关知识，与医务人员多沟通、多向他们请教，这样可以对胎儿的发育充满信心；端正心态，认识从怀孕到分娩正常的生理现象；营造温馨和睦的家庭氛围，家人的体贴关心对孕妇极其重要。

（3）拥有感恩和宽容的心态，对家人所做的每一件事情都要心怀感恩。

（4）转移情绪，与家人朋友分享怀孕后的心情，写下怀孕后的体会，与网友分享喜悦；加入孕妈社群，与其他孕妇、新手妈妈进行交流，从中取经。

（5）坚持做孕前感兴趣和爱好的事情，保持心情愉悦，淡化怀孕过程的负面情绪。

（三）孕期常见不适的护理

1. 早孕反应的缓解方法

（1）保证睡眠充足，适当增加午睡时间，不熬夜。

（2）减少汤汁类食物的摄入，尽量进食干的食物。

（3）放松心情，多到空气清新的公园散步，避免紧张情绪。

2. 尿频、尿失禁的缓解方法

（1）每天可做缩肛锻炼，增强盆底组织的张力，可减轻尿频、尿失禁的症状，也有助于阴道分娩和产后康复。

（2）如出现排尿疼痛或尿道口烧灼痛、腰痛甚至发烧等，要及时就医。

3. 下腹坠痛、腰背酸痛的缓解方法

（1）避免长时间站立。

（2）休息时，在侧腰处和腰背部各垫一个靠枕，可缓解承重。

（3）穿低跟（鞋跟高度小于 2 cm）、柔软、舒服的鞋子，不宜穿无根平底鞋，因为后者不利于承受身体重心的变化。

（4）坚持适量的运动，可有效缓解不适。

4. 小腿抽筋的缓解方法

（1）合理膳食，增加富含钙的食物，如牛奶、紫菜、虾皮等。

（2）小腿抽筋时，轻轻按摩痉挛肌肉，屈膝放松。

（3）孕中期开始补充钙片、多种维生素和微量元素。

5. 静脉曲张的缓解方法

（1）尽量避免长时间站立或者压迫双腿。

（2）睡觉时采取侧卧位，避免压迫腹部下腔静脉。

（3）尽量把体重控制在正常范围内。

（4）不要提过重的物品。

（5）每天坚持适度的运动，如散步。

（6）在坐、卧位时，可以适当抬高双下肢，帮助血液回流至心脏。

（7）必要时，可根据静脉曲张的程度，选择合适的弹力袜子穿上。

6. 便秘、痔疮的缓解方法

（1）养成定时排便的习惯。

（2）多吃粗纤维食物，如芹菜、莴笋等。

（3）清晨空腹喝一杯温开水有利于排便。

（4）避免久坐，可以多散步，每天早、晚两次可做缩肛运动，每次30～40次。

7. 白带增多，预防生殖道感染的方法

（1）注意个人清洁，每天清洗外阴，更换内裤。

（2）穿舒服宽松的纯棉内裤。

（3）禁止盆浴和阴道冲洗。

（4）反复真菌感染时，要排除妊娠合并糖尿病的可能。

8. 皮肤瘙痒的护理

（1）保持皮肤清洁湿润，及时涂抹护肤霜。

（2）预防皮肤过敏，少吃辛辣刺激性食物。

（3）生活规律，避免烦躁，放松心情，自我调适。

（4）保护皮肤，尽量不随意搔抓。

（5）可外用炉甘石洗剂缓解症状。

9. 水肿的缓解办法

（1）睡觉时采取左侧卧位。

（2）适当垫高下肢。

（3）提倡清淡、低盐的饮食。

（4）建议在孕早期摘下手镯、戒指等，避免孕后期水肿手指增粗，戒指勒紧难以脱掉。

10. 心慌、气短、乏力的应对方法

（1）注意休息，放松心情。

（2）少食多餐，减少胃容量，降低膈肌上升幅度。

（3）进食富含铁剂的食物，如黑木耳、猪肝、蛋黄等，或者在医生指导下补充铁剂。

（4）学会数脉搏，当脉搏大于 100 次/分钟时，应及时就医。

（陈杰珠）

第五节 孕期特殊检查知识与指引

学习目标

1. 了解孕期常见特殊检查项目。
2. 熟悉常见特殊检查的配合及注意事项。

一、相关知识

（一）绒毛活检

1. 概念

绒毛活检（chorionic villus sampling, CVS）是指在妊娠早期为了对遗传疾病进行产前诊断而取少量绒毛组织进行染色体或 DNA 检测的操作。绒毛活检通常于孕 11～14 周进行，主要用于细胞染色体核型分析、DNA 分析以诊断单基因病、生化测定诊断先天性代谢病。

2. 适应证

（1）孕妇年龄≥35 岁。

（2）孕妇曾生育过染色体异常患儿。

（3）夫妇一方为染色体结构异常者。

（4）孕妇曾生育过单基因病患儿或遗传性代谢病患儿。

（5）孕妇血清生化筛查高风险者。

（6）超声检查发现胎儿异常。

（7）孕早期有环境致畸因素接触史。

3. 禁忌证

（1）先兆流产。

（2）体温（腋温）高于 37.2℃。

（3）有出血倾向（血小板≤70×10^9/L，凝血功能异常）。

（4）有盆腔或宫腔感染征象。

（5）单纯性别鉴定者。

（二）羊膜腔穿刺

1. 概念

羊膜腔穿刺是指在腹部超声引导下用细针穿刺从子宫腔内抽出羊水的一种操作技术，主要用于染色体病的产前诊断，也可进行 DNA 突变分析以诊断单基因病、生化测定诊断遗传性代谢病。羊膜腔穿刺术是借助超声波引导，经腹部穿刺羊膜腔收集羊水进行孕中期产前诊断的一种方法。一般认为实施羊膜腔穿刺以孕 16～22 周为佳（以末次月经日期推算并以超声监测为准），此阶段羊水细胞数量较多，细胞体外培养生长活力强，所得到的分裂象也多。

2. 适应证

（1）孕妇年龄≥35 岁。

（2）孕妇曾生育过染色体异常患儿。

（3）夫妇一方为染色体结构异常者。

（4）孕妇曾生育过单基因病患儿或遗传性代谢病患儿。

（5）孕妇血清生化筛查高风险。

（6）超声检查发现胎儿异常。

（7）孕早期有环境致畸因素接触史。

3. 禁忌证

（1）先兆流产。

（2）体温（腋温）高于 37.2℃。

（3）有出血倾向（血小板≤70×10^9/L，凝血功能异常）。

（4）有盆腔或宫腔感染征象。

（三）经皮脐血管穿刺

1. 概念

经皮脐血管穿刺术也称为脐静脉穿刺取样，是指在超声引导下进行脐静脉穿刺以获得胎儿血标本的技术，主要用于有医学指征、孕 18 周以后的产前诊断，包括染色体病的产前诊断、DNA 突变分析以诊断单基因病、生化测定诊断遗传性代谢病以及某些宫内治疗。脐血管穿刺的时间一般在孕 24 周以后，此时脐带较为粗大，容易穿刺到血管，且此时胎儿也较大，能够提供较多的血样用于诊断。

2. 适应证

（1）胎儿宫内感染的诊断。

（2）胎儿血液系统疾病的产前诊断及风险估计。

（3）胎儿宫内生长受限（FGR）的监测与胎儿宫内状况的评估。

（4）可利用脐血管穿刺术对胎儿溶血性贫血进行宫内输血治疗。

3. 禁忌证

（1）先兆晚期流产。

（2）体温（腋温）高于 37.5℃。

（3）有出血倾向（血小板≤70×10^9/L，凝血功能检查有异常）。

（4）有急性盆腔或宫腔感染征象。

（5）单纯性别鉴定。

二、相关实训内容与操作规程

以下将详述这些特殊检查的注意事项、护理、风险规避。

（一）绒毛活检术

1. 操作方法及程序

（1）操作孕周：早孕期绒毛活检一般在孕 11 ～ 14 周。

（2）孕妇排空膀胱，取仰卧位，常规消毒铺巾。

（3）超声检查了解胎儿情况，即检查有无胎心，测量头臀长以核对孕周，定位胎盘位置，以便选择穿刺部位。

（4）换取 B 超消毒穿刺探头，选择穿刺点及角度并固定。

（5）在超声引导下，先将引导套针经腹壁及子宫穿刺入胎盘绒毛边缘部分。

（6）拔出针芯，将活检针经引导套针送入胎盘绒毛组织内。

（7）连接含 2 ～ 4 mL 生理盐水的 20 mL 注射器，以 5 ～ 10 mL 的负压上下移动活检针以吸取绒毛组织。

（8）如一次活检的绒毛量不够，可再次将活检针送入引导套针内进行抽吸，直到获取需要量的绒毛标本为止。

（9）拔针后立即观察胎盘部位有无出血及胎心情况。

（10）如果引导套针两次穿刺均未穿入胎盘绒毛组织则为穿刺失败，一周后重新进行绒毛活检术。

2. 术前准备

（1）穿刺前认真核对适应证、妊娠周数、子宫大小、有无穿刺禁忌证。

（2）孕妇签署知情同意书。

（3）术前查血常规、血型和 Rh 因子，白细胞及血小板计数正常者方可手术。如 Rh 阴性，做间接抗人球蛋白试验（又称"Coombs 试验"），告知母胎血液交流的风险，建议准备抗 D 免疫球蛋白，或考虑孕中期进行羊水穿刺。

（4）如果孕妇为双胎妊娠，需要进行超声检查。如果为双卵双胎且两胎盘相分离，可以进行绒毛活检，并告知孕妇需做两次穿刺；如果明确为单绒毛膜双羊膜双胎，告知孕妇极少会有单卵双胎染色体不一致的情况，可以进行绒毛活检；如果难以明确绒毛膜性，建议待孕中期进行羊水穿刺。澳抗阳性、乙肝大小三阳或丙肝抗体阳性等因有潜在母婴传染的可能，建议孕妇待孕中期进行羊水穿刺。

（5）术前测量体温，腋温低于 37.2℃者方可手术。两次体温在 37.5℃以上者，穿刺暂缓。

3. 术中注意

（1）术前必须超声评价胎儿情况。

（2）取绒毛量一般不超过 20 mg。

（3）经腹部 B 超监视下引导套针穿刺次数不得多于两次，以免引起流产等并发症。

（4）穿刺针进入绒毛附着处不宜过深。

（5）取出物立即送实验室。

（6）绒毛采集瓶或培养瓶，需标明标本编号、孕妇姓名及取样日期等。

4. 术后处理

（1）向孕妇交代可能发生的并发症。

（2）保持敷料干燥 3 天。

（3）嘱孕妇若有腹痛、阴道出血、阴道流液等不适随诊。

（4）避免体力活动 2 周。

（5）预约 2 周后随诊。

（二）羊膜腔穿刺术

1. 操作方法及程序

（1）孕妇排空膀胱，取仰卧位，常规消毒铺巾。

（2）超声检查了解胎儿情况，确定胎盘位置、羊水深度，以便选择穿刺部位。

（3）以穿刺点为中心消毒并向外围扩大，半径不小于 10 cm，铺无菌孔巾。用 20～21 号腰穿针，左手固定穿刺部位皮肤，右手将针垂直刺入宫腔，此时可有两次落空感，拔出针芯，见有淡黄色清亮羊水溢出，接空针抽取 2 mL，换空针，抽取 20～30 mL 羊水，然后插入针芯，拔出穿刺针。术毕超声观察胎心及胎盘情况。

（4）穿刺后，局部敷以无菌敷料。

（5）如无异常情况，穿刺后观察孕妇 1 小时左右，并告知注意事项。

2. 术前准备

（1）穿刺前认真核对适应证、妊娠周数、子宫大小、有无穿刺禁忌证。

（2）孕妇签署知情同意书。

（3）术前查血常规、血型和 Rh 因子，白细胞及血小板计数正常者方可手术，如 Rh 阴性，做间接 Coombs 试验，告知母胎血液交流的风险，建议准备抗 D 免疫球蛋白。澳抗阳性或乙肝大小三阳孕妇需查 HBV-DNA，根据检查结果再咨询传染科医师决定是否预防性注射高效价免疫球蛋白以预防母婴传播。

（4）术前 B 超检查排查胎儿畸形。

（5）术前测量体温，腋温低于 37.2℃者方可手术。两次体温在 37.5℃以上者，穿刺暂缓。

3. 术中注意

（1）超声定位胎盘位置，穿刺时尽量避开胎盘附着部位。

（2）最初抽出的 2 mL 羊水，不能送细胞培养，因为其中可能已混入母体组织。

（3）注意抽吸穿刺的次数，不宜多于 3 次，以免引起流产及损伤。

（4）如羊水中有血混入，应在羊水标本中加入肝素，防止血凝。

（5）羊水采集瓶或培养瓶，需标明标本编号、孕妇姓名及取样日期等。

4. 术后处理

参见绒毛活检术后处理。

（三）经皮脐血管穿刺术

1. 操作方法及程序

（1）孕妇排空膀胱，取仰卧位，常规消毒铺巾。

（2）超声检查了解胎儿情况，测量双顶径以核对孕周，定位胎盘及脐带入胎盘处位置，以便选择穿刺部位。

（3）在超声引导下，先将引导套针快速经腹壁及子宫穿刺入脐带。

（4）拔出针芯，连接注射器，抽取需要量的脐血。贫血进行宫内输血治疗。

（5）拔针后立即观察脐带穿刺点有无渗血，并记录胎心情况。

（6）必要时术后再次 B 超复查胎儿情况及穿刺点有无血肿形成。

（7）如果引导套针两次穿刺均未穿入脐带则为穿刺失败，应停止操作。再次脐血操作时间应在一周以后进行。

2. 术前准备

（1）穿刺前认真核对适应证、妊娠周数、子宫大小、有无穿刺禁忌证。

（2）与孕妇或家属谈话，签署知情同意书。

（3）术前查血常规，红细胞及血小板计数正常者方可手术。

（4）术前测量体温，腋温低于 37.5℃ 者方可手术。两次体温在 37.5℃ 以上者，穿刺暂缓。

（5）通常在实时超声引导下进行，超声探头上通常有穿刺针引导装置帮助确认穿刺部位以减少脐带破口和穿刺针移位。

（6）选用专用穿刺针进行胎儿血液体取样。

（7）操作前在与穿刺针连接的注射器内事先加入柠檬酸钠溶液或肝素以预防和减少血凝块的形成。

3. 术中注意

（1）术前超声评价胎儿情况。

（2）根据脐带动静脉相对大小不同和多普勒效应彩色血流图中血流方向来区分动静脉。

（3）取血量一般为 <8mL。

（4）引导套针穿刺次数不得多于两次，以免引起流产等并发症。

（5）脐血采集瓶或培养瓶，需标明标本编号、孕妇姓名及取样日期等。

4. 术后处理

参见绒毛活检术后处理。

（陈杰珠）

第六节　胎教知识与指引

学习目标

1. 了解胎教概述。
2. 熟悉胎教常见方法。
3. 熟悉胎教的常见误区。
4. 掌握胎教的指导技巧。
5. 掌握胎教的注意事项。

一、相关知识

（一）胎教概述

胎教是一门科学，有狭义和广义之分。通常所说的胎教，一般是指狭义的胎教。狭义的胎教也称为直接胎教或主动胎教，即根据胎儿感觉器官发育成长的实际情况，利用一定的方法和手段，有针对性地、积极主动地给予适当的刺激，以激发胎儿大脑和神经系统的有益活动，从而促进其身心健康发育。广义的胎教也称为间接胎教，是指为了促进胎儿生理和心理健康发育成长，同时确保孕妇能够顺利度过孕产期，所采取的精神、饮食、环境、劳逸等各方面的保健措施，并利用一定的方法和手段，通过母体给予胎儿有利于其大脑和神经系统功能尽早成熟的有益活动，进而为出生后的继续教育打下良好的基础。

在我国古代典籍中，有关胎教的论述颇多，早在医书《万氏女科》中就有"妇人受孕后，最宜忌饱食，淡滋味，避寒暑，常得清纯平和之气以养其胎，则胎之完固，生子无疾"之说。《列女传》中记载的太任怀周文王时讲究胎教的事例，也一直被奉为胎教典范，并在此基础上提出了孕期有关行为、饮食、起居各方面的注意事项。如采用除烦恼、禁房劳、戒生冷、慎寒温、服药饵、宜静养等节养方法，以达到保证孕妇身体健康，预防胎儿发育不良，以及防止堕胎、小产、难产等目的。古代的母教式胎教，是科学的、符合优生的。

胎教越早开始越好。母体的营养、疾病、药物服用情况，以及孕妇情绪变化所产生的内分泌改变都构成了新机体生长的化学环境；子宫内的温度、压力，母体的身体姿势和运动，以及体内外的声音等构成了胎儿生长的物理环境。所有这些直接和间接的刺激都会对胎儿的生理、心理发育产生有利或有害的影响。因此要保证孕期营养，预防疾病，不滥用药物，保持良好的情绪，从而为胎儿的健康成长奠定坚实的基础。

（二）常用的胎教方法

1. 音乐胎教法

音乐的神奇之处就是能引发各种生理、心理效应，每个人听到自己喜欢的音乐时都能激起幻想，使心灵获得慰藉和愉悦，胎儿也一样。音乐胎教主要是以音波刺激胎儿听觉神经器官，通过音乐对母体和胎儿共同施教的过程。在生理作用方面，音乐胎教是通过悦耳怡人的音乐刺激孕妇和胎儿的听觉神经器官，引起大脑细胞的兴奋，改变下丘脑神经递质的释放，促使母体分泌出一些有益于健康的物质（如酶、乙酰胆碱等），使孕妇身体保持极佳状态，促进腹中的胎儿健康成长。在心理作用上，音乐胎教能使孕妇心旷神怡，浮想联翩，从而改善不良情绪，产生良好的心境，并将这种信息传递给腹中的胎儿，使其深受感染。研究表明，胎儿在子宫内长到 4 个月大时就有了听力，此阶段就可以通过声波来刺激胎儿的听觉器官。音乐胎教，不仅使孕妇感到心旷神怡，还可以通过音波刺激神经系统，产生神经介质，并随血液循环进入胎盘，传送至胎儿大脑的相应部位，促进胎儿大脑良性发育。同时，节奏平缓、旋律轻盈明快的音乐还可以为孕妇营造良好的心境，引发体内良性荷尔蒙的分泌，强化胎儿与准爸爸、准妈妈之间的感情。此外，优美的音乐还能促使孕妇分泌出一些有益于健康的物质，有调节血液流量和促使神经细胞兴奋的作用，进而可以改善胎盘供血状况，使血液的有益成分增多，促进胎儿发育成长。

2. 语言胎教法

语言胎教是指根据胎儿具有记忆力的特点，对胎儿进行语言训练的方法。孕妇及家人用文明礼貌、富于哲理和韵律的语言，有目的地对腹中的胎儿讲话，给胎儿的大脑新皮质输入最初的语言印记，为后天的学习打下基础，是对胎儿进行语言训练的一种方法。很多人对胎儿实施语言胎教感到不可思议，认为胎儿既不会思考也不会说话，根本无法接受语言信息。其实，语言胎教是一种行之有效的胎教方法，它的训练并不是建立在胎儿会说话的基础上，而是建立在胎儿具有记忆的科学基础上。

对于胎儿是否有记忆的说法，我国宋代名医陈自明在《妇人大全良方》中就说过"子在腹中，随母听闻"。研究结果表明，胎儿对外界有意识的刺激行为的感知体验，将会贮存在他的记忆中。这说明：一个小生命在胎儿期就已经具备了语言学习的能力。根据胎儿这种潜在的能力，只要孕妇不失时机地对其进行认真、耐心的语言训练，那么等到宝宝出生后，其在听力、记忆力、观察力、思维能力和语言表达能力方面将会大大超过未经语言训练的宝宝。

在怀孕第 20 周，大多数胎儿听觉已经发育完备，在子宫内可以分辨各种不同的声音。如果准爸爸、准妈妈经常轻声给腹中胎儿唱儿歌或者温柔地与胎儿对话，或是在翻看漂亮的画报时讲故事给胎儿听，可以激发胎儿支配语言能力的大脑分区，促进胎儿语言能力发展。只要准爸爸、准妈妈细心观察周围事物，以积极快乐的心态享受生活，并把这些美好的事物和自己喜悦的心情告诉胎儿，必然对胎儿的成长和发育产生积极的作用。

3. 运动胎教法

运动胎教指通过母体适宜的体育锻炼，间接地促进胎儿在腹中活动，同时也能够促进胎儿肌肉的生长与大脑的健康发育。它对孕妇及其腹中胎儿都有好处，既能增强母体体质，也有助于胎儿大脑的发育和智力的发展。运动会使胎儿在宫内的相对位置发生改变及子宫内羊水晃动，可训练胎儿的平衡感。另外，运动对母体也有很大的帮助，比如适当的运动可以缓解孕期的疲劳和不适，使孕妇心情舒畅；能增加孕妇的食欲，从而满足母体与胎儿不断增加的营养需求；能加速孕妇肠胃的蠕动，为孕妇顺畅排便提供条件，进而减少甚至避免发生便秘；能增强孕妇腹肌、腰背肌和盆底肌的张力和弹性，使其关节、韧带松弛柔软，有利于孕妇正常妊娠及顺利分娩；还能使孕妇合理控制孕期体重的增长，促进产后体形恢复。运动胎教的最佳时间段为孕 12 ～ 16 周。这时胎动已经比较明显，胎儿的器官发育也比较成熟，是进行运动胎教的最好时机。准爸爸和准妈妈有计划、有意识地对胎儿进行有益且适当的刺激，促使胎儿对刺激做出相应反应，从而进一步刺激胎儿大脑功能和身体运动功能的生长发育。散步是最适宜孕妇的运动。清晨，在绿色植物覆盖率高的环境中慢走，空气清新，可改善和调节大脑皮层及中枢神经系统的功能，增加母体抵抗力，有利于胎儿健康发育。

4. 抚摸胎教法

研究证明，胎儿是感觉灵敏的动物，他的大脑一直在迅速发育。在子宫中，他不仅对音乐、语言、光照等直接刺激有感觉，对孕妇的情绪感觉也很敏锐。我国古代有不少中医曾提出，如果孕妇发怒会导致气血不调，会使胎儿得胎毒，并使多种器官受损。孕中期，胎儿就有了触觉，温柔的抚摸对胎儿是一种良性刺激，这时进行抚摸胎教对胎儿的运动能力与反应能力都是一种训练。准爸爸和准妈妈可以在每天睡觉前、胎儿醒着的时候，对胎儿进行抚摸胎教。进行抚摸胎教时，准爸爸和准妈妈要放松心情，心中对胎儿充满关爱。准爸爸和准妈妈用手轻轻抚摸腹壁时，胎儿就可以感受到刺激，这可以促进胎儿感觉系统、神经系统及大脑的发育，可以使其出生后更聪明。而且，准爸爸和准妈妈充满爱意的抚摸，对胎儿起到一种抚慰、镇静的作用，有利于胎儿情绪的健康发展。抚摸的同时，准爸爸和准妈妈还能感受到胎儿对抚摸所做出的回应。现代医学研究表明，在某种程度上，胎儿在子宫内的活动情况可以反映其出生后的活动能力和性格差异。一般情况下，胎动频繁有力的胎儿，出生后更活泼好动些，而胎动较少、较弱的胎儿，出生后一般会比较文静，身体素质也往往不及胎动强的胎儿。而经常抚摸胎儿，可以刺激胎儿在子宫中的运动，引起一定的反射性躯体蠕动，从而激发胎儿活动的积极性，形成良好的触觉刺激，促使胎儿运动神经发育及大脑功能的协调发育。

5. 营养胎教法

充足的卵磷脂是大脑发育不可缺少的物质，它可以提高信息传递的速度和准确性，对处于发育阶段的胎儿的大脑来说，具有不可替代的作用。卵磷脂每日的摄取量以 500 mg 为宜。补充碳水化合物，可为胎儿提供能量。碳水化合物是人体获取能量的重要来源，在体内被消化后以葡萄糖的形式被吸收。碳水化合物为胎儿的生长发育提供热量，维持心脏和神经系统的发育和正常活动。因此，孕早期应保证每日摄入至少 150 g 的碳水化合物，才能满足孕妇及胎儿的正常需要。在怀孕的早期、中期，孕妇要补充适量的脂肪，同碳水化合物一起为胎儿身体各器官的生长发育提供能量。这也是为孕晚期、分娩以及产褥期做必要的能量储备。孕期的脂肪摄入量以每天 60 g 为宜，包括炒菜用的植物油 25 g 和其他食物中的脂肪。补钙的关键期从孕 11 周开始，胎儿需要从孕妇体内摄取大量的钙。根据中国营养学会的建议，孕早期、孕中期和孕晚期钙的适宜摄入量分别为 800 mg、1000 mg 和 1200 mg。早孕反应严重的孕妇，尤其要注意加强钙和维生素 E 的补充。奶类及其制品是钙的良好来源。每天喝 500 mL 牛奶，大约能提供 500 mg 钙；每天吃 200 g 豆腐或相当的大豆制品（豆浆除外），大约能提供 200 mg 钙。营养胎教根据孕早、中、晚期胎儿发育的特点，合理指导孕妇摄取食物中的 7 种营养素（即蛋白质、脂肪、碳水化合物、矿物质、维生素、水、纤维素），促进胎儿的生长发育。要做好营养胎教，需注意以下 3 点。

（1）培养良好的饮食习惯。

（2）要做到规律饮食。即三餐定时、定量、定点。最理想的吃饭时间：早餐为 7 ～ 8 时，午餐为 12 时，晚餐为 18 ～ 19 时，吃饭时间最好控制在 30 ～ 60 分钟内。进食的过程要从容，心情要愉快。三餐均不宜被忽略或合并，尤其是早餐，分量要足够。每餐各占一天所需热量的 1/3，或呈倒金字塔形——早餐丰富、午餐适中、晚餐少量。饮食胎教就是在孕早期，孕妇通过饮食促进受精卵着床，以及胎儿健康发育。一个新生命从受精卵开始，每一个阶段都有其独特的健康与智力价值，而营养又是胎儿整体价值及质量的基础和保障。

（3）坚持孕期饮食多样、适量的原则，粗细搭配，保证摄入充足的蛋白质、脂肪、碳水化合物、维生素、矿物质、纤维素等营养物质。科学的营养胎教可以培养宝宝健康的饮食习惯，让宝宝从小就拥有强健的体魄。

6. 怡情胎教法

怡情胎教法就是想象美好的事物，使孕妇处于一种美好的意境中，再把这种美好的情绪和体验传递给胎儿，以利于胎儿成长。孕妇的情绪可以通过神经影响血液，再传达给胎儿。孕妇可以通过怡情胎教调整身体的内外环境，避免情绪发生异常波动，消除不良刺激对胎儿的影响。这一时期，孕妇可以通过哼唱一些活泼有趣的童谣来放松自己的心情，培养自己对宝宝的爱；还可以欣赏图片、散文、童话等文学艺术作品，陶冶情操，这不但可以培养孕妇的文化气质，也对腹中胎儿的生长起着潜移默化的作用，从而达到母子同乐的效果。胎儿在母体内的 3 ～ 6 个月期间，脑细胞开始长出"触须"，并高速增长发育。为保证胎儿脑细胞的正常发育，孕妇的良好情绪非常重要，平和的心态能使子宫内供氧充足。因此，当孕妇心烦意乱时，可以读书、听音乐、和朋友聊天，让自己心情平静，遇事不要急着发脾气，时刻提醒自己，为了腹中的宝宝，要快乐、宁静。日渐临近的分娩时刻使孕妇感到忐忑不安甚至有些紧张，这时冥想能够提高自己的自信心，并能最大限度地激发宝宝的潜能，对克服怀孕抑郁症也很有效果。孕妇要做的就是摆出舒服的姿势让身体放松，然后想象最令人愉悦和安定的场景。同时，孕妇可以进行美好的想象，以博大的母爱关注宝宝的变化，胎儿会通过感官得到这些健康、积极、乐观的信息。总之，准爸爸和准妈妈要在孕初期尽一切可能为胎儿营造良好的生存空间，让胎儿的发育有一个良好的开端。因此，孕妇必须保持轻松愉快的精神状态。而对未来生活的美好想象，可以给孕妇带来愉快，促进胎儿神经系统的发育；同时，胎儿在意识里还感受到：爸爸妈妈很欢迎我。因此，准爸爸和准妈妈可以把对未来小家庭的美好憧憬和想象作为最初的胎教，这种胎教方式跟其他方式比起来更简单而有效。

7. 色彩胎教法

色彩对人的视觉影响最大，它作为一种外界的刺激会直接影响胎儿的精神状态，美丽和谐的色彩会给胎儿以美的启迪。色彩环境能促进胎儿发育。每个人心中都会有自己特别钟爱的色彩，女性怀孕之后，对色彩特别敏感，看到偏爱的颜色会心情愉悦，看到一些讨厌的颜色则会变得闷闷不乐，甚至烦躁不安。长期处在冷色调环境里的人，即使不做任何体力和脑力劳动，也会感到心烦意乱、情绪低沉；而淡蓝色、淡紫色、淡绿色、粉红色光波弱、缓，较为温柔，对人的感觉器官没有多大刺激，能使人感到安详、静谧，有助于休息，从而使孕妇保持安静，性情也比较随和。由此可见，使用正确的色彩创造良好的环境，对孕妇的情绪有着非常重要的影响。在孕初期，最适合的颜色是粉红色，粉红色能够引起大家的关爱与照顾。到了孕中期，可以选择黄色，黄色属于沟通的色彩，除了能让孕妇心情舒畅，还可以让孕妇和胎儿轻易地沟通交流。到了孕晚期，可以选择绿色来轻松待产。此外，浅蓝色、白色都是孕期可以运用的颜色。值得强调的是，穿对了色彩，无形中就是在做胎教，只要能够均衡地穿着每一种适合的颜色，胎儿日后发展也会比较均衡。教胎儿识别颜色，孕妇可以拿起一个颜色鲜艳的物体或卡片，如红色球，不断地对着胎儿说："这是红色的球。"再拿出另一个红色物体，如一块红色积木，告诉他"这也是红色的"。然后把上次拿的小红球和红色积木放在一起，告诉胎儿："这些都是红色的。"一次学习只提到红色即可，尽量不要提到其他颜色，因为胎儿一次不能记住太多颜色。学习时间最好固定，最好在胎儿醒着的时候进行为佳。

（三）家人在胎教中的角色

家人积极参与胎教，不仅能让孕妇感到被重视与被疼爱，让胎儿感受到母体的好心情，还可以密切家人与胎儿之间的感情，有助于胎儿智力发育和情绪稳定，这样更容易使胎儿日后成为一个健康快乐的宝宝。因此，家人在胎教中扮演着非常重要的角色。一项研究报告指出，胎儿对男性低频率的声音比对女性高频率的声音还敏感。胎儿对女性高亢、尖细的嗓音并不特别喜欢，而男性特有的低沉、宽厚、有磁性的嗓音更适应胎儿的听觉系统。准爸爸低沉、浑厚而富有磁性的低频男中音，比较容易传入子宫，更容易给胎儿留下深刻的印象。胎儿对家人的声音总是积极回应的，这一点孕妇无法取代。怀孕时家人抚摸孕妇的肚子与胎儿打招呼，讲故事并唱歌给他听，教他简单的知识及常识等，可以刺激胎儿的听觉发育，也可以提高胎儿的舒适和安定感，对胎儿脑部的发育会有很大的帮助。胎儿还特别喜欢和享受准爸爸的歌声与抚摸，能感受到准爸爸的关怀与用心。所以一些育儿专家提出一项极为有益的建议，即家人积极参与胎教可为与胎儿建立深厚的感情奠定基础。能在充满爱与温馨的环境中降生的宝宝，心理更加健康。

（四）胎教的误区

（1）音乐不是声音越大越好。给胎儿听的音乐，要保证音乐的声波特性不会损害胎儿的听觉器官，尤其是绝对不能损害胎儿内耳的毛细胞及神经细胞。音乐胎教不当，可致胎儿耳聋。

（2）"不让孩子输在起跑线上""孩子教育应该从 0 岁开始""让孩子出生之前就领先他人一步"，为了生个聪明可爱的宝宝，"胎教越频繁，宝宝越聪明"，这些想法和行为都不可取，甚至会打乱胎儿正常的发育环境，对胎儿的生长发育都是不利的。只有科学胎教，才能生出健康可爱的宝宝。

二、相关实训内容与操作规程

（一）胎教技巧指导

1. 听觉胎教
胎儿 4 个月大时就有了听力，这时开展音乐胎教，能刺激胎儿的听觉器官发育。胎教音乐可以通过收录机直接播放，但千万不要把收录机直接放在孕妇腹壁上，应距离孕妇 1.5～2 m，音响强度在 65～70 dB 为宜。也可使用胎教传声器，放在孕妇腹壁胎头所在部位，距离孕妇腹壁距离至少 2 cm。胎儿在子宫内听到的音量相当于成人隔着手掌听到的音量，可以根据这一点适当调节传声器音量大小。腹壁厚的孕妇，音量可以适当调大一些；而腹壁薄的孕妇，音量则应该调小一些。

2. 阅读胎教

进行阅读胎教时，最好形成规律，设定固定的读书时间，每次 20～30 分钟。

3. 全方位胎教

全方位胎教的时机：进入孕 6 月，胎儿的嗅觉、听觉、视觉及触觉都已经发育得很好了，胎儿不仅可以听到准爸爸和准妈妈的说话声，还可以感觉到准爸爸和准妈妈的抚摸。此时音乐胎教、语言胎教、色彩胎教、抚摸胎教、怡情胎教等可以交替进行，让胎儿全身心感受准爸爸和准妈妈浓浓的爱意及外面美好的世界。

4. 与胎儿互动

与胎儿互动的时机：进行胎教时，准妈妈还要注意观察哪些胎教项目可以让胎儿比较活跃，就说明这些项目是宝宝喜欢的，以后不妨多进行这样的胎教项目。

（二）胎教的操作方法

1. 音乐胎教

（1）每日 1～2 次，每次 3～5 分钟为佳，可循序渐进地延长时间，但最长不要超过 20 分钟。

（2）每天 21：00～22：00 是胎儿的活跃时段，这时给胎儿听音乐效果最好。

（3）胎教音乐的风格与选择：胎教音乐可以选择一些优美的钢琴曲、小提琴曲、古典名曲，如《小夜曲》，这种轻柔的音乐会给胎儿带来愉快的情绪，激起学习的欲望，从而刺激胎儿的听觉器官发育，促进胎儿脑部发育。宜选择节奏平缓、流畅，不带歌词的乐曲，情调应温柔、甜美。

2. 运动胎教

（1）饭后 1～2 小时后，每天 1～2 次，每次进行 5 分钟左右即可。

（2）孕妇以最舒服的姿势躺下或坐着，用一只手按压腹部的一边，再用另一只手按压腹部的另一边，轻轻用力，感觉胎儿的反应。反复压几次，胎儿就会感觉到触摸，可能会做出踢脚或抬臂的动作。此时，可轻拍几下胎动部位。通常一两分钟以后，胎儿会再次做出动作，这时再轻拍几下。拍打时，可变换部位，胎动就会神奇地转向改变的部位。

（3）注意改变的部位不要离上次胎动部位太远，拍的动作要轻柔。

3. 抚摸胎教

（1）孕妇可以采取舒适的姿势，或站或坐或躺，只要舒适就可以，全身尽量放松，用手轻轻抚摸腹部。进行抚摸胎教时，要充满爱意，保持良好的精神状态，进行抚摸胎教前要换上宽松舒适的衣服，并排空小便。

（2）抚摸应从上至下、从左到右来回抚摩。动作要轻柔，轻拍要有节奏感，还要注意胎儿的反应。如果胎儿积极回应，说明可以继续进行；如果胎儿一动不动，就说明抚摸没有引起胎儿的注意；如果胎动过于剧烈，那就有可能是胎儿觉得不舒服了，这时就要停下来。经常进行抚摸胎教，可以激发胎儿的运动积极性，胎儿出生后，对于爬、坐、抓握、翻身、站立、行走等动作的学习都比较快。整个妊娠过程都适合抚摸腹部，但是孕 38 周以后，不宜再拍打胎儿。

（3）每天 21 ～ 22 时是进行抚摸练习的最佳时间，时间不宜过长，以每次 5 ～ 10 分钟为宜。刚开始每周 3 次左右，时间相对固定，循序渐进，依照具体情况逐渐增加次数。

（三）胎教的注意事项

1. 选择适合胎教的教材

选择适合胎教的教材时，要避免暴力主题和悲观的内容，要选择充满温情、友爱和积极有趣的书，胎教书籍涉猎面最好能宽泛一些。最好家人也能一起参与阅读，一家人其乐融融，还可以增加与胎儿的互动和沟通，胎教效果会更好。

2. 胎教应循序渐进

孕妇对腹中胎儿进行胎教时，要充满爱心，尊重科学，掌握必要的胎教知识，循序渐进地实施胎教，这才是孕期准妈妈正确的做法。胎教成功的关键在于家人、孕妇要有耐心和恒心，既不能操之过急，也不能三天打鱼、两天晒网。要相信胎儿的能力，不凭自己的想象自以为是，遵照科学的胎教方法，逐步地对胎儿进行适度的刺激。夫妻俩要密切配合，避免急躁情绪，努力和胎儿沟通，满怀爱心、耐心地陪伴胎儿健康成长。

3. 抚摸胎教

抚摸过程中，家人和孕妇要充满爱意，一边隔着孕妇的腹部轻抚胎儿，一边温柔地和胎儿说话。孕妇经常性的情绪不佳和精神紧张容易影响胎儿的情绪与健康。

4. 音乐胎教

音乐胎教不要躺着进行，那样容易睡着，音乐一旦成了孕妇的催眠曲，那就失去了音乐胎教的意义。

5. 不宜运动胎教或抚摸胎教的情况

（1）有不规则子宫收缩、腹痛、先兆流产或先兆早产的孕妇，不宜进行抚摸胎教和拍打胎教，以免发生意外。

（2）曾有过流产、早产、产前出血等不良产史的孕妇，也不宜进行抚摸胎教，可用其他胎教方法替代。

（3）如果抚摸过程中胎动频繁剧烈，就表示胎儿觉得不舒服，应该立刻停止抚摸。

（4）需要瞬间爆发力的运动，如羽毛球、乒乓球、网球等会对腹部产生压力，是绝对禁止的。也不要骑自行车，因为骑车时腿部用力大，容易引起流产。

（四）制订科学的胎教计划

1. 胎教计划因人而异

虽然胎教方法大致相同，但实施胎教的家庭却各有不同，所以实施胎教的方法也会不同。制订胎教计划，要根据自己的生活实际来进行，只有适合自己情况的计划才能坚持执行下来，这样的胎教才能发挥最大的效能。

2. 根据作息安排胎教计划

作息和胎教计划应该符合早睡、早起的规律。实验证明，早睡、早起的孕妇，生的宝宝也同样会早睡、早起。可见，孕期早睡、早起的习惯在胎儿出生后也仍然有影响力。不过，节奏不应强制，如果恰逢胎教或睡觉时心情烦躁，就应该先放松一下。

3. 结合自己的特长来计划胎教

胎教还要考虑到准爸爸和准妈妈的特长。如果想象力丰富的话，二人可以对胎教内容进行自由发挥；不善于讲故事的，可以给胎儿多念书；动作表情丰富的，可以多进行表演；喜欢下棋的，不妨多计划对弈的内容。

4. 随时随地进行胎教

当孕妇忙于工作和家务时，也可以就地进行胎教，如工作间歇可以散散步，跟胎儿说说你的工作感受。

5. 养成写胎教日记的习惯

记录下孕期的点点滴滴，将是一份十分珍贵的胎儿成长记录，是一份难得的孕育生命的写照，也有利于夫妻感情的深化。

（陈杰珠）

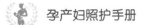

第三章　三级孕妇照护师考核相关知识与指引

 第一节　临产照护

学习目标

1. 熟悉临产的临床信号。
2. 掌握临产不适的指导。

一、相关知识

当足月妊娠出现以下信号时，就意味着孕妇即将临产。此阶段孕妇需在家人的陪同下，带齐备好的物品前往医院进一步观察待产。

1. 子宫底下降

初次生产的孕妇到了临产前2周左右，子宫底会下降。这时会觉得上腹部轻松，呼吸也变得比之前舒畅，胃部受压的不适感减轻。

2. 下腹部有压迫感

由于子宫底下降，压迫到骨盆入口处为分娩做准备，此时孕妇的下腹部有明显的压迫感，同时会有胎儿好像要掉出来的感觉。

3. 规律的宫缩

腹部开始规律地发紧，慢慢转为很有规律的下腹坠痛、腰部酸痛，每次持续30秒，间隔10分钟。当达到每5～6分钟宫缩1次，持续30秒或以上时，就意味着孕妇即将临产。

4. 破水

因为子宫强有力的收缩，子宫腔内的压力逐渐增加，宫口开大，胎儿头部下降，引起胎膜破裂，羊水流出。

5. 见红

临产前，因子宫内口胎膜与宫壁分离会产生少量出血，这种出血与子宫黏液相混合，由阴道排出，称为见红。见红是分娩即将开始时比较可靠的征兆。

二、相关指引与内容

1. 物品准备

（1）卫生物品：毛巾、脸盆、牙膏、牙刷、拖鞋等。

（2）个人用品：睡衣、哺乳用品、餐具、水杯、产妇和婴儿的衣服、食物等。

（3）消耗性用品：产妇卫生巾、卫生纸、纸尿裤、湿纸巾等。

（4）入院所需的证件及产前检查资料：身份证、医保卡、银行卡或现金、保健手册、各项化验单等。

2. 测量生命体征

常规测量生命体征并做好记录，宫缩时血压可升高 5 ~ 10 mmHg，间歇期恢复，每 4 ~ 6 小时应测血压 1 次，若有异常应酌情增加测量次数，并报告医生给予相应处理。

3. 减轻不适感指导

（1）廓清式呼吸：所有的呼吸运动在开始和结束前均深吸一口气后再完全吐出，目的在于减少快速呼吸而造成过度换气，从而保证胎儿的氧气供应。

（2）放松技巧：有意识地放松一部分肌肉，然后逐渐放松全身肌肉。也可通过触摸紧张部位、想象某些美好事物或听轻松愉快的音乐来达到放松的目的。孕妇若侧卧在床上，头下可垫小枕头，让腹部的重量施于床垫上。

（3）家人的安抚：孕妇不适时，来自家人尤其是丈夫的鼓励和体贴会转移孕妇的注意力，减轻疼痛等不适。

（陈杰珠）

第二节 先兆流产

学习目标

1. 了解先兆流产的概念、病因及发病机制。
2. 熟悉先兆流产的临床表现。
3. 掌握保胎的护理措施。

一、相关知识

(一) 先兆流产的概念

先兆流产 (threatened abortion) 指妊娠 28 周前出现少量阴道流血，常为暗红色或血性白带，无妊娠物排出，随后出现阵发性下腹痛或腰背痛。妇科检查宫颈口未开，胎膜未破，子宫大小与停经周数相符。经休息及治疗后症状消失，可继续妊娠。若阴道流血量增多或下腹痛加剧，可能会发展为流产。

(二) 病因及发病机制

先兆流产的原因有很多，包括胚胎因素、母体因素、父亲因素和环境因素。

1. 胚胎因素

胚胎或胎儿染色体异常是早期流产最常见的原因，占 50% ~ 60%。

2. 母体因素

孕妇全身性疾病，如严重感染、高热疾病等；生殖器异常，如子宫畸形、子宫肌瘤、宫腔粘连等均可影响胚胎着床发育而导致流产。内分泌异常，如黄体功能不全、多囊卵巢综合征等；不良生活习惯，如过量吸烟、酗酒、过量饮咖啡等；免疫功能异常，如系统性红斑狼疮等均可导致流产。

3. 父亲因素

有研究证实，精子的染色体异常可导致自然流产。

4. 环境因素

过多接触放射线和砷、铅、甲醛、苯等化学物质，均可能导致流产。

(三) 临床表现

(1) 停经后阴道少量出血，一般少于月经量，颜色为暗红或鲜红，下腹伴有轻微疼痛，早孕反应仍然存在。
(2) 妇科检查发现宫口未开，子宫大小与停经周数相符。

二、相关指引与内容

保胎 (安胎) 的护理措施有以下几个方面。

（一）基础护理

（1）嘱孕妇减少活动，禁止灌肠。

（2）指导孕妇使用消毒会阴垫，保持会阴部清洁，维持良好的个人卫生。

（3）必要时协助孕妇进行生活护理，如床边擦身、洗脸刷牙、大小便等。

（4）保持环境安静，创造有利于休息和睡眠的温馨环境。

（二）病情观察

（1）做好生命体征的监测与记录，观察孕妇面色、腹痛、阴道流血情况及与休克有关的征象。

（2）随时评估、观察孕妇的病情变化，如有无出现腹痛加重、阴道流血量增多等。

（3）如阴道流血，观察分泌物的性质、颜色、气味等，并严格执行无菌操作，加强会阴部护理。

（4）注意观察孕妇的情绪反应，加强心理护理，从而稳定孕妇的情绪，增强保胎的信心。同时，向孕妇及其家属讲明以上保胎措施的必要性，以取得孕妇及其家属的理解与配合。

（三）饮食护理

（1）给予清淡、富有营养、易消化的饮食。

（2）少食多餐，可进食富含维生素 C、维生素 B 等的水果。

（3）避免进食刺激性强的食物，如烹炸类食物、辣椒等。

（四）药物治疗

（1）对于黄体功能不足的孕妇，按医嘱给予治疗以利于保胎。

（2）补充维生素 C、维生素 B、维生素 E 等。

（3）妊娠不能继续者，应积极采取措施，做好终止妊娠的准备，配合医生做好手术的准备，做好输液、输血的准备。

（五）辅助检查

（1）实验室检查：连续监测血 β – hCG，有助于预后判断。

（2）B 型超声显像：超声显像可显示有无胎囊、胎动、胎心等，及时了解胚胎发育情况，从而诊断并鉴别流产及其类型，指导正确处理，避免盲目保胎。

（陈杰珠）

第三节　妊娠期高血压疾病

学习目标

1. 了解妊娠期高血压疾病的概述、诊断、病因及发病机制。
2. 了解妊娠期高血压疾病的临床表现。
3. 熟悉妊娠期高血压疾病的分类及其对母婴的影响。
4. 掌握妊娠期高血压疾病的照护措施及常见食谱的制作
5. 熟悉妊娠期高血压疾病的用药观察及护理
6. 掌握水银式血压计的测量方法。

一、相关知识

（一）妊娠期高血压疾病的概述

妊娠期高血压疾病（hypertensive disorders in pregnancy，HDP）指妊娠与血压升高并存的一组疾病，是妊娠 20 周以后出现高血压、水肿、蛋白尿，严重时会抽搐、昏迷，甚至母婴死亡的一组临床综合征，多数病例在妊娠期出现一过性高血压、蛋白尿、水肿等症状，分娩后，病情快速好转或消失。该组疾病包括妊娠期高血压、子痫前期、子痫、慢性高血压并发子痫前期及妊娠合并慢性高血压。妊娠期高血压疾病是妊娠期特有的疾病，严重影响母婴健康，是孕产妇和围生儿发病率及死亡率升高的主要原因之一。它与人种、年龄、孕次、地区、季节和遗传均有关，是一种全身性、进行性、多样性、累及多脏器的疾病。

（二）妊娠期高血压疾病的诊断

根据病史、临床表现、体征和辅助检查即可做出诊断，同时注意有无并发症和凝血功能障碍。

1. 妊娠期高血压

（1）血压≥140/90 mmHg。

（2）妊娠 20 周后出现高血压，产后 12 周内恢复正常。

（3）尿蛋白阴性。

（4）可伴有上腹部不适或血小板下降。

2. 子痫前期

妊娠 20 周后出现血压≥140/90 mmHg，伴有尿蛋白≥0.3g/24 h 或随机尿蛋白阳性，或虽无尿蛋白，但合并下列任何一项者：

（1）血小板减少（血小板 $<100\times10^9$/L）。

（2）肝功能损伤（血清转氨酶水平为正常值的 2 倍以上）。

（3）肾功能损伤（血清肌酐水平＞1.1 mg/dL或为正常值的2倍以上）。

（4）肺水肿。

（5）持续性头痛或者新发生的中枢神经系统异常或者视觉障碍。

3. 子痫

在子痫前期的基础上，孕产妇发生抽搐或伴昏迷，且无其他相应病史。

4. 慢性高血压并发子痫前期

高血压孕妇于妊娠20周前无蛋白尿，妊娠20周后出现尿蛋白≥0.3 g/24h；或妊娠20周后突然出现尿蛋白增加、血压进一步升高，或血小板减少（＜100×10^9/L），或出现其他肝肾功能损害、神经系统异常、肺水肿或者视觉障碍等严重表现。

5. 妊娠合并慢性高血压疾病

妊娠20周前的血压≥140/90 mmHg，妊娠期无明显加重；或者妊娠20周后首次诊断高血压并且持续到产后12周以后。

（三）妊娠期高血压疾病的病因及其发生机制

妊娠期高血压疾病的发病原因至今尚未阐明，但在临床工作中发现有些因素与其发病密切相关，我们称之为易发因素。妊娠期高血压疾病的易发因素及主要病因学说表述如下。

易发因素

依据流行病学调查发现，可能与以下高危因素有关：①初产妇、年轻产妇（年龄≤18岁）或者高龄产妇（年龄≥35岁）。②子宫张力过高者，如多胎妊娠、羊水过多、糖尿病、巨大儿等。③有妊娠期高血压疾病史及家族中有高血压疾病史者。④有慢性高血压、慢性肾炎、糖尿病等疾病史者。⑤寒冷季节或者气温变化过大，尤其是气温升高时。⑥营养不良者，如患贫血、低蛋白血症者。⑦体形矮胖者，其体重指数＞24。⑧精神过度紧张或者受刺激导致中枢神经系统功能紊乱者。

2. 病因学说

（1）免疫学说。免疫学观点认为，妊娠期高血压疾病的病因是胎盘的某些抗原物质免疫反应的变态反应。但是其与免疫的复杂关系需要进一步证实。

（2）子宫-胎盘缺血缺氧学说。临床发现：①妊娠期高血压疾病易发生于初产妇、多胎妊娠、羊水过多者。因此，有学者认为是子宫张力增高，从而影响子宫血液供应，使子宫-胎盘缺血缺氧所致。②全身血液循环不能适应其子宫-胎盘需要的情况，如有严重贫血、慢性高血压、糖尿病等易伴发本病。

（3）血管内皮功能障碍。研究发现，患有妊娠期高血压疾病者，细胞毒性物质和炎性介质，如氧自由基、过氧化脂质、血栓素 A2 等含量增高，而前列环素、维生素 E、血管内皮素等减少，诱发血小板凝聚，对血管紧张因子敏感，血管收缩使血压升高，导致一系列病理变化。另外，气候寒冷、精神紧张也是该病的主要诱因。

（4）营养缺乏及其他因素。流行病学调查发现：①妊娠期高血压疾病的发生可能与钙缺乏有关，而妊娠易引起母体缺钙，使妊娠期高血压疾病发生。②子痫前期的发生发展与以白蛋白缺乏为主的低蛋白血症，硒、锌等的缺乏有关。③另外，有报道称，妊娠期高血压疾病发生与其他因素如胰岛素抵抗、遗传等也有关系。

全身小动脉痉挛是妊娠期高血压疾病的基本病理生理变化。由于小动脉痉挛，造成血管腔狭窄，周围小血管阻力增加，内皮细胞损伤，血管通透性增加，体液及蛋白质渗漏，表现为血压上升、蛋白尿、水肿和重要器官缺血缺氧功能障碍。全身各组织器官因为缺血、缺氧受到不同程度损害，严重时出现脑、心、肝、肾及胎盘等的病理生理变化，可导致出现抽搐、昏迷、脑水肿、脑血栓、脑出血、心肾衰竭、肺水肿、肝细胞坏死及肝包膜下出血，胎盘绒毛退行性变、出血和梗死，胎盘早剥以及凝血功能障碍而导致弥散性血管内凝血 DIC 等。主要病理生理变化如下：

$$
\text{全身小动脉痉挛}
\begin{cases}
\text{周围小血管阻力↑→血压↑} \\
\text{肾小球通透性↑}
\begin{cases}
\text{肾小动脉及毛细血管缺氧↑→蛋白尿} \\
\text{肾小球滤过率↓，钠重吸收↑→水肿}
\end{cases}
\end{cases}
$$

（四）妊娠期高血压疾病的临床表现

主要表现为妊娠 20 周后出现高血压、水肿、蛋白尿。轻者可以无症状或轻度头晕，血压轻度升高，同时伴有水肿或轻度尿蛋白；重者头痛、眼花、恶心、呕吐、持续性右上腹痛等症状。

（五）妊娠期高血压疾病的照护措施

1. 妊娠期高血压疾病跌倒风险评估的意义、原则

（1）妊娠期高血压疾病跌倒风险评估的意义：对有妊娠期高血压疾病的产妇的跌倒风险进行科学客观的评价，筛选出具有跌倒风险的高危产妇，指导护士给予重点关注和干预，降低产妇跌倒的发生率，提高产妇满意度和产科护理质量。

（2）妊娠期高血压基本跌倒风险评估的原则：入院时评估一次，如评估结果为中风险，需要 1 周后复评一次，如评估结果为高风险，需 3 天后复评一次。

2. 妊娠期高血压疾病的急救护理

专人护理、防止受伤，子痫发生后，首先应保持呼吸道通畅，并立即给氧，用开口器或于上、下磨牙间放置一块用纱布缠好的压舌板，用舌钳固定舌头以防咬伤唇舌或致舌后坠的发生。患者取头低侧卧位，以防黏液吸入呼吸道或舌头阻塞呼吸道，也可避免发生低血压综合征。必要时用吸引器吸出喉部黏液或呕吐物，以免窒息。在患者昏迷或未完全清醒时，禁止给予饮食和口服药，以防误入呼吸道而致吸入性肺炎。

3. 妊娠期高血压疾病的服药指导

按照医嘱给予孕妇个性化服药方案。

（1）拉贝洛尔。它是 β 受体拮抗剂和 α_1 受体拮抗剂，可通过降低外周血管的阻力来降低血压，但心输出量却无明显的影响。总之，它的降压作用可以通过拮抗 α_1 受体使血管舒张及活化，通过拮抗 β_2 受体使血管平滑肌舒张，可适用于治疗轻度至重度高血压和心绞痛。口服后吸收迅速，血浆药物浓度达峰时间为 1～2 小时，作用维持 8 小时。

> **知识拓展**
>
> ### 拉贝洛尔服药指导
>
> 用法用量：口服，一次 100 mg，每日 2～3 次，2～3 天后根据需要加量。常用的维持量为 200～400mg，每日 2 次。饭后服。极量为每日 2400 mg。临床上按血压情况及临床症状进行用药，最常用的用法用量为每天 50～200mg，每日分为 2 次服用（Q12），分为 3 次服用（Q8），分为 4 次服用（Q6）。用法用量一定要严格按医嘱执行。
>
> 不良反应：常见有眩晕、乏力、幻觉、胸闷、胃肠道不适（恶心、消化不良、腹痛、腹泻）、口干、头皮麻刺感。剂量过大，会发生心动过速、急性肾衰竭。个别患者可发生直立性低血压。
>
> 禁忌：脑出血、传导阻滞、支气管哮喘患者、心动过缓及对本品过敏者。

（2）拜新同。通用名称硝苯地平控释片，属于钙离子拮抗剂，主要用于扩张血管来降低血压，持续时间在 24 小时以上，可以平稳控制血压。如果产妇存在血压波动过大或控制不理想，可以使用拜新同。它是一个比较好的降压药物，使用在很多患者身上都没有特殊禁忌，可用于肾功能不全、肾衰的人群，因高血压引起的肾病也有良好的降压效果。

> **知识拓展**
>
> ### 拜新同服药指导
>
> 用法用量：产后成年人拜新同的推荐剂量为 30 mg（一次 1 片），一日 1 次。
>
> 备注：必须整粒吞服，不可以嚼碎口服，否则其血管扩张作用会导致血压明显下降。
>
> 不良反应：外周水肿（多初发于下肢末端）、头晕、头痛、疲劳、心绞痛、低血压。
>
> 禁忌：对硝苯地平过敏者；心源性休克。

（4）做好安全知识宣教。①告知孕妇疾病临床表现，讲解防跌倒、坠床的重要性。②穿防滑鞋，保持地面干爽，家庭环境用物放置合理。③下床活动时动作轻柔缓慢。④使用床栏。⑤留陪人。

（5）精神和心理指导。指导患者保持心情愉快，避免情绪激动及忧伤，解除思想顾虑，避免不良刺激。

（六）休息与活动

1. 病房环境

定时通风换气，提供安静适宜的休息环境，避免声、光刺激，应将孕妇安置于单人暗室，保持安静，可予佩戴墨镜或眼罩，以免诱发抽搐。集中进行各种活动，一切活动动作要轻柔、集中，减少干扰，备好抢救物品，备好开口器和压舌板，防止子痫发作。

2. 休息与活动

规律的作息、足够的睡眠、保持心情愉快，对预防妊娠高血压基本有着重要作用，孕妇应采取左侧卧位休息以增加胎盘绒毛血供，同时保持心情愉快也有助于妊娠期高血压疾病的预防。有轻度妊娠期高血压疾病的孕妇可住院，也可在家休息，但子痫前期建议孕妇住院治疗。要坚持体育锻炼。妊娠后的前 2 个月，活动量不宜过大。妊娠 3 个月以后，建议有妊娠高血压疾病的孕妇在血压稳定的前提下，可以适量运动，从事简单的工作。散步、太极拳、孕妇瑜伽等运动可使全身肌肉放松，促进血压下降。运动强度因人而异，循序渐进，相对定时、定量，适可而止。一般每日坚持半小时至 1 小时，每周至少运动 5 次。运动时间宜选择在餐后。

（七）饮食指导

护士应指导孕妇合理饮食，减少过量脂肪和盐的摄入，增加蛋白质、维生素及富含铁、钙、锌的食物，这对预防妊娠期高血压疾病有一定作用。可从妊娠 20 周开始，每天补充钙剂 12 g，可降低妊娠期高血压疾病的发生。有轻度妊娠期高血压疾病的孕妇需摄入足够的蛋白质（100 g/d 以上）、蔬菜，以及补充维生素、铁剂和钙剂。食盐不必严格限制，因为长期低盐饮食可引起低钠血症，易发生产后血液循环衰竭，而且低盐饮食也会影响食欲，减少蛋白质的摄入，对母婴均不利。但全身水肿的孕妇应限制食盐摄入量。多吃富含纤维素的食物，避免便秘时血压骤升，必要时使用口服杜密克或开塞露纳肛。

相关实训内容与操作规程

（一）血压监测

血压是人体重要的生命体征之一。它是指血液在血管中流动时对血管壁的侧压力。目前测量血压方法有很多种，但是常用的无创血压计有两种，即水银式血压计和电子式血压计，水银式血压计较为准确，电子式血压计便于携带，最普遍应用的还是水银式血压计。水银式血压的测量方法：

【目的】

（1）动态监测血压的变化，了解循环系统功能的情况。

（2）协助诊断，为预防、治疗、康复、生活照料提供依据。

【评估】

（1）孕产妇年龄、合作程度、主诉、临床表现、测量前血压的基础值、情绪、治疗情况。

（2）孕产妇肢体功能和皮肤的情况。

（3）测血压工具状况。

要点说明：①观察是否有进行影响血压的因素，如饮食、运动、休息等。运动、情绪激动、膀胱充盈、睡眠不足等均会影响血压值。②测量前宜先让孕产妇上完厕所，休息片刻，以消除其肌肉紧张和精神紧张因素。避免在孕产妇外伤侧、偏瘫侧、脉管炎侧或形成动静脉瘘侧的肢体测量血压。③做好四定：即定时间、定体位、定部位、定血压计。确保血压计和听诊器是否完好。

【准备】

（1）根据评估结果确定测量时机。

（2）测量环境安静，避免嘈杂，物品齐全、完好。

（3）孕产妇选取合适测量部位。

要点说明：①基础血压因早上测量，调整升压或降压药物时服药前后测量。②检查测压工具是否在完好状态。③指导孕产妇排空膀胱，取坐位或仰卧位。协助其脱去外套、较厚和紧的衣服。④测量部位如肱动脉、腘动脉等

【实施】

1. 肱动脉测量法

（1）协助孕产妇取舒适的坐位或仰卧。

（2）测量的肢体与心脏、血压计"0"点必须在同一水平。袖带的松紧以能放入一指为宜，袖带的下缘距肘窝 2 ～ 3 cm。

（3）充气至肱动脉搏动音消失，在充气升高 20 ～ 30 mmHg，以 533.29 Pa/s（4 mmHg/s）左右速度放气。

（4）当听诊器听到第一声搏动音时，汞柱所指的刻度为收缩压读数；接着搏动音突然变弱或消失时，汞柱所指的刻度为舒张压读数。

2. 腘动脉测量法

（1）孕产妇取仰卧位或侧卧位，暴露出大腿部。

（2）将下肢袖带缠于大腿下部，袖带下缘距腘窝 3 ～ 5 cm，其余操作同肱动脉测量法。

要点说明：①当手臂置高于心脏水平，所测得的血压偏低；若被测手臂低于正常水平，所测得的血压偏高。②若袖带过宽、过紧测得的血压值偏低；若袖带过窄、过松测得的血压值偏高。若充气、放气过快或者过慢，均会影响测量结果。③应避免在静脉输液一侧肢体测量，以免影响液体输入。④若孕产妇有大动脉炎、大动脉狭窄，表现为脉搏减弱或无脉症，将听不清血压。⑤若发现血压听不清或有异常时，需要重新测量。重测时注意水银柱应降至"0"点，应间隔 1 ～ 2 分钟。⑥主动脉夹层动脉病孕产妇应测量四肢血压，以血压比较高一侧为准。⑦首次测量时，应测孕产妇双上肢血压，以血压较高一侧为准。

【观察】

血压值、判断血压是否正常。

要点说明：①发现血压过高时，观察孕产妇有无头晕、头痛、恶心呕吐、胸闷、心悸、肢体活动异常等伴随的症状和体征。②发现血压过低时，观察孕产妇有无脉搏细速、心悸、头晕等伴随的症状和体征。如出现相应症状和体征，及时就医，调整或制定医疗护

理措施。

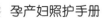

孕产妇照护手册

【整理、解释】

协助孕产妇穿衣、协助取舒适体位、给予知识指导。

【记录】

准确记录在固定的本子上。

知识链接

量血压时，选择右胳膊测量更准确。一般情况下，人左右胳膊的血压会有 5 ～ 10 mmHg 的差异，称为臂间血压差异。因为右边是心脏血管分支出来的，而左边则是手臂血管，所以右胳膊测出的血压会偏高，测的数值也更有意义。

（二）妊娠期高血压饮食方案

孕妇每天的进食量要适当，有利于保持适宜的体重。每天食盐摄入量应小于 5 g，推荐低盐膳食和高钾膳食，适当增加钙和镁的摄入，每天摄入充足的膳食纤维和维生素，同时有饮酒嗜好的需要戒酒。在食物的选择上，遵循多样化及平衡膳食的原则，尽量减少摄入富含精制糖的食物，限制食用烹调油。饮食习惯上，进食应有规律，不宜过饱，也不宜漏餐。

1. 谷类和薯类

增加全谷类和薯类食物的摄入，粗细搭配。视体力活动的不同，每天谷类和薯类的摄入量不同，轻、中度体力活动的高血压患者，推荐每天摄入谷类 150 ～ 400 g，其中 1/3 ～ 1/2 为粗粮和杂粮，少食用或不食用加入钠盐的谷类制品如咸面包、方便面、挂面等。

2. 动物性食品

选择动物血、虾、禽、蛋和瘦肉类食品。每天摄入鱼、虾类 25 ～ 50 g，禽肉类 25 ～ 50 g，蛋类 25 ～ 50 g。少食或不食用高钠盐、高脂肪、高胆固醇的动物性食品。优先选择脱脂或低脂牛奶、酸奶，建议每天摄入奶类 200 ～ 300 g。

3. 豆制品

每天适量食用豆制品，如豆腐、豆浆、豆腐脑、豆腐干、豆腐丝等。推荐每天摄入豆腐干 50g，其他豆制品按水分含量计算。不宜食用豆瓣酱、腐乳、臭豆腐、咸豆汁等。

4. 蔬菜和水果

每天蔬菜摄入量为 500 g，至少 3 个品种，最好 5 个品种以上，且每天摄入的蔬菜中要有深色蔬菜、叶类蔬菜等；推荐食用富钾蔬菜，例如菠菜、芥蓝、莴笋叶、空心菜、苋菜等；水果每天摄入量至少 200 g，每天至少 1 个品种，如条件允许最好 2 个品种以上。

5. 坚果

可适量使用坚果，每周 50 g 左右，使用坚果是应注意控制摄入的总能量，合并肥胖和超重者应注意防止摄入过多的脂肪，以免体重增加过快。

6. 油脂

优先选择富含不饱和脂肪酸的橄榄油、菜籽油、茶籽油以及含多不饱和脂肪酸的大豆

74

油、玉米油、花生油等，尽量不食用动物油、椰子油、棕榈油。推荐交替使用不同种类的植物油。每天烹调油用量控制在 20 ～ 30 g。少食用或不食用油炸或富含油脂的食品以及含反式脂肪酸的食品，如蛋糕、点心、人造黄油等。

7. 水、饮料

不宜饮用含糖饮料、碳酸饮料，可适量饮用白开水、淡茶水（红茶和绿茶）、矿泉水、低糖或无糖的水果汁和蔬菜汁，保证摄入充足的水分。

8. 食盐与钠的换算方法

食盐量不仅仅是单纯吃盐的量，也包括食物中所含的盐。如果菜肴中使用了酱油、甜面酱、味精等调料，应按比例减少食盐的用量。

如果营养成分表上的含量是毫摩，换算成盐（mg）的公式为：钠（mol/100g）× 58.5 = 盐（mg/100g）；如果营养成分表上的含量是以克计算，钠换算成盐的简单公式为：1g 钠 = 2.5g 盐。

例如：某食品营养成分表中标有每 100g 食品的钠含量为 5 mol，换算成盐，即 5（mol/100g）× 58.5 = 292.5（mg/100g），也就是说，这种食品中每 100g 含有 292.5mg 盐。

知识拓展

妊娠期高血压食谱

1. 南瓜红枣燕麦粥

材料：南瓜 300 g，燕麦片 80 g，红枣 6 个，枸杞子 10 g。

做法：

将南瓜去皮去瓤后切小块；红枣、枸杞子洗净，红枣去核。

砂锅中放入适量水，倒入切好的南瓜块，煮开后再煮 20 分钟左右。

放入燕麦片、红枣、枸杞子，继续煮 10 分钟左右即可。

功效：南瓜红枣燕麦粥不仅富含膳食纤维，有利于润肠通便，还能补充丰富的维生素和矿物质。

2. 木耳炒白菜

材料：白菜 250 g，干木耳 15 g。

调料：盐 3 g，白糖 5 g，生抽 10 g，水淀粉 15 g。

做法：

白菜洗净，切片；木耳用水发好，撕成小朵，洗净。

锅内倒油烧至六成热，放入白菜片煸炒至略黄，放入木耳煸炒。

调入生抽和白糖，翻炒至八成熟，放入盐略炒两下，勾入淀粉收汁即可。

功效：白菜中含膳食纤维，木耳中含胶质，二者搭配能帮助肠道内的毒素快速排出体外。

3. 鱼头豆腐汤。

材料：鱼头500 g，嫩豆腐300 g。

调料：盐、葱段、姜片、料酒、胡椒粉各适量。

做法：

鱼头洗净，从中间切开，用纸巾蘸干鱼头表面的水；嫩豆腐洗净，切成大块。

锅中倒入植物油，待油七成热时放入鱼头，煎至两面金黄，盛出。

锅留底油，放入葱段、姜片爆香，放入鱼头，加入料酒，倒入适量开水没过鱼头，大火煮开后中火煮15分钟，放入豆腐，调入盐和胡椒粉，继续煮5分钟即可。

功效：催乳，消肿。

（徐 敏 刘 莉）

第四节 妇娠期糖尿病

1. 了解妊娠期糖尿病的概述、诊断、病因及发病机制。
2. 了解妊娠期糖尿病的临床表现。
3. 熟悉妊娠糖尿病的分类及其对母婴的影响。
4. 掌握妊娠期糖尿病的照护措施及常见食谱的制作
5. 熟悉妊娠期糖尿病的用药观察及护理
6. 掌握血糖监测的操作流程。

一、相关知识

(一) 妊娠期糖尿病的概述

妊娠合并糖尿病是妊娠期最常见的内科合并症之一,可增加与之有关的围生期疾病的患病率和病死率。由于诊断方法和标准不一致,妊娠期糖尿病发生率世界各国报道为1%~14%,我国发生率为1%~5%,逐年有明显增高趋势。由于胰岛素等药物的应用,糖尿病得到了有效的控制,围生儿死亡率下降至3%,但糖尿病孕妇的临床经过复杂,母婴并发症仍较高,临床须予以重视。

妊娠合并糖尿病包括两种情况:①糖尿病合并妊娠为孕前糖尿病(pre – gestational diabetes mellitus,PGDM)的基础上合并妊娠,PGDM者不足10%。②妊娠期糖尿病(gestational diabetes mellitus,GDM)为妊娠前糖代谢正常,妊娠期才出现的糖尿病。妊娠合并糖尿病孕妇中90%以上为GDM。近年来的研究发现,GDM孕妇多数血糖于产后恢复正常,但将来患2型糖尿病的概率增加,再次妊娠GDM的复发率增高,子代患代谢综合征的概率亦增加。GDM对母婴的影响主要见于孕期漏诊或确诊晚的糖尿病患者,出现的母体并发症主要有巨大胎儿、羊水过多、酮症酸中毒、妊娠高血压疾病、感染、胎儿官内生长受限、早产等,围产儿的并发症主要有巨大胎儿、肩难产、新生儿呼吸窘迫综合征、新生儿低血糖等。糖尿病对母婴的危害及其程度取决于糖尿病病情及血糖控制水平。孕前及孕期血糖控制不良者,母婴的近、远期并发症将明显增加。

(二) 妊娠期糖尿病的诊断

妊娠期有"三多"(多饮、多食、多尿)症状,如妊娠并发羊水过多或巨大儿者,应警惕合并糖尿病的可能。但大多数妊娠期糖尿病孕妇无明显的临床表现。

1. 糖尿病合并妊娠

(1) 妊娠前已确诊为糖尿病的患者。

(2) 妊娠前未进行过血糖检查,尤其是存在糖尿病高危因素者,如肥胖(尤其是重度肥胖)、一级亲属患有 2 型糖尿病、巨大儿分娩史、妊娠期糖尿病史、高血压、高血脂、冠心病、多囊卵巢综合征、其他胰岛素抵抗的情况、无明显原因的多次自然流产史、不明原因胎儿畸形史、死胎史，以及妊娠早期空腹尿糖反复阳性。首次产检时应明确是否存在妊娠前糖尿病，达到以下任何一项标准应诊断为 PGDM：①妊娠期空腹血糖（FPG）大于等于 7.0 mmol/L（126 mg/dL）。②糖化血红蛋白（HbA1C）大于等于 6.5%。③75g 口服葡萄糖耐量试验（OGTT）2 小时血糖大于等于 11.1 mmol/L（200 mg/dL）。④孕期出现多饮多食多尿，体重不升或下降，甚至并发酮症酸中毒，伴有血糖明显升高，同时随机血糖大于等于 11.1 mmol/L（200 mg/dL）者。

2. 妊娠期糖尿病

对所有未被诊断为 PGDM 或 GDM 的孕妇，于妊娠 24～28 周以及 28 周后首次就诊时进行 75 g OGTT。

75 g OGTT 的诊断方法及标准：试验前连续三天正常体力活动、正常饮食。检测前一晚，晚餐后 10 点钟开始禁食（禁食时间至少 8 小时），次日早晨先抽血测空腹血糖，将 75 g 葡萄糖溶于约 300 mL 温水中，5 分钟内服完，从饮糖水第一口开始计算时间，于服糖后 1 小时、2 小时分别抽血测血糖。空腹、1 小时、2 小时 3 次血糖低于 5.1 mmol/L、10.0 mmol/L、8.5 mmol/L，任一点血糖值大于或等于上述标准即可诊断为 GDM。

（1）对孕妇的影响。

1）流产：妊娠合并糖尿病孕妇的流产发生率达 15%～30%，糖尿病患者宜在血糖控制正常后妊娠。

2）妊娠期并发症：糖尿病会导致患者血管病变，小血管内皮细胞增厚，管腔狭窄，组织供血不足，存在严重胰岛素抵抗状态及高胰岛素血症，易并发妊娠期高血压疾病，为非糖尿病孕妇的 24 倍。当并发肾脏疾病时，妊娠期高血压疾病及子痫前期发病率高达 50% 以上，且孕妇及围生儿预后较差。同时，因巨大儿发生率明显增高，故手术产率、产伤及产后出血发生率明显增高。

3）感染：是糖尿病主要的并发症。未能很好控制血糖的孕妇极易发生感染，感染亦可加重糖尿病代谢紊乱，甚至诱发酮症酸中毒等急性并发症。与糖尿病有关的妊娠期感染有外阴阴道假丝酵母菌病、肾盂肾炎、无症状菌尿症、产褥感染及乳腺炎等。

4）羊水过多：较非糖尿病孕妇多 10 倍，可能与胎儿高血糖、高渗性利尿导致胎尿排出增多有关。发现糖尿病孕期越晚，孕妇血糖水平越高，羊水过多越常见。血糖得到控制，羊水量也能逐渐转为正常

5）糖尿病酮症酸中毒：由于妊娠期复杂的代谢变化，加之高血糖及胰岛素相对或绝对不足，代谢紊乱进一步发展到脂肪分解加速，血清酮体急剧升高，进一步发展为代谢性酸中毒。不仅是孕妇死亡的主要原因，也可导致胎儿畸形、胎儿窘迫及胎死宫内。

6）增加再次患 GDM 的风险：女性再次妊娠时，复发率高达 30%～50%。远期患糖尿病概率增加，17%63% 将发展为 2 型糖尿病。同时，远期心血管系统疾病发生概率亦随之增加。

（2）对新生儿的影响。

1）新生儿呼吸窘迫综合征（neonatal respiratory distress syndrome，NRDS），高血糖刺激胎儿胰岛素分泌增加，形成高胰岛素血症，后者具有拮抗糖皮质激素促进肺泡 II 型细胞

表面活性物质合成及释放的作用，使胎儿肺表面活性物质产生及分泌减少，胎儿肺成熟延迟，故 NRDS 发生率增加。

2）新生儿低血糖：新生儿脱离母体高血糖环境后，高胰岛素血症仍存在，若不及时补充糖分易发生低血糖，严重时危及新生儿生命。

3. 妊娠期糖尿病的病因及其发生机制

（1）妊娠期糖尿病的病因：GDM 确切病因目前还不清楚，一般认为与妊娠期存在的胰岛素抵抗关系密切，对抗胰岛素的主要激素有胎盘催乳素、孕激素、雌激素等。另外，脂肪代谢和一些炎症介质如白介素、肿瘤坏死因子等也参与了 GDM 的发病过程。

糖尿病高危因素包括：肥胖/超重、一级亲属有糖尿病、巨大儿分娩史、GDM 史、高血压、高血脂、冠心病、多囊卵巢综合征、其他胰岛素抵抗的情况、无明显原因的多次自然流产史、不明原因胎儿畸形史、死胎史、足月新生儿 RDS 史等。

（2）妊娠期糖尿病的发生机制：妊娠期糖尿病是于妊娠期诊断的糖耐量减低和糖尿病的总和，糖耐量减低的程度随妊娠进展而不同，多数孕妇于产后糖耐量很快恢复正常，妊娠期糖尿患者再次妊娠发生糖尿病的可能性很大。同时产后糖耐量恢复正常的女性多年后诊断为 2 型糖尿减的概率很高。综合以上妊娠糖尿病的特点和妊娠期糖尿病的病因学特点，妊娠期糖尿病与 2 型糖尿病在许多方面相似，胰岛素缺陷和胰岛素抵抗是重要的发病机制，在研究妊娠期糖尿病的发病机制时，还要考虑妊娠这一特殊生理条件对妊娠期糖尿病的影响，妊娠期间特殊的内分泌和代谢变化是妊娠期糖尿病发生的重要因素。

4. 妊娠期糖尿病的临床表现

（1）妊娠期有三多（多饮、多食、多尿）症状。

（2）妊娠并发羊水过多或巨大胎儿者，应警惕合并糖尿病的可能。

（3）大多数 GDM 产妇无明显的临床表现。

5. 妊娠期糖尿病的照护措施

（1）营养治疗。通过个体化的饮食方案实现血糖控制，饮食方案的设计应综合考虑个人饮食习惯、体力活动水平、血糖水平及孕妇妊娠期生理学特点，在限制碳水化合物摄入的同时保证充足的营养供给，孕妇体重适当增加，并将血糖维持在正常水平，减少酮症的发生。①控制能量摄入：可协助管理体重、控制血糖及避免巨大儿发生。②根据孕前体质指数（BMI）决定妊娠期能量摄入量：孕前超重的孕妇，妊娠期每日应摄入能量 25 ～ 30 kcal/kg。孕前肥胖的孕妇，每日能量摄入应减少 30%，但不低于 1600 ～ 1800 kcal/d，每日摄入的碳水化合物应占总能量的 35% ～ 45%，且每日碳水化合物的摄入量应不低于 175 g（非妊娠期女性为 130 g/d），并将其分为 3 份小或中量餐，及 2 ～ 4 份加餐，且睡前适当加餐可避免夜间酮症的发生。

（2）运动干预。安全有效的运动有利于改善妊娠糖尿病患者对葡萄糖的有效利用，改善葡萄糖代谢异常，降低血糖水平。在护理干预中，应充分体现个体化及安全性的特点，指导孕妇结合自身身体条件，科学把握运动的时间和强度，避免在空腹或胰岛素剂量过大的情况下运动，避免做剧烈运动如球类等，运动方式以有氧运动最好，如瑜伽、散步、上臂运动、太极拳、孕妇操、游泳等方式，强度以孕妇自身耐受为原则。不宜下床活动的孕妇，可选择在床上活动，如做上肢运动。进食 30 分钟后运动，每次 30 ～ 40 分钟的连续有氧运动，休息30分钟。对于空腹血糖升高的孕妇，有氧运动可以降低个别高血糖孕妇的血糖水平，延缓对胰岛素的用药需求。每日运动时间和量基本不变，通过饮食和适度运动，使孕期体重增加控制在 10 ～ 12 kg 内较为理想。先兆流产者或者合并其他严重并发症者不宜采取运动疗法。建议糖尿病孕妇每天坚持参加一定量的锻炼，锻炼的目的是减少体重增加的幅度，增加糖代谢。来自随机对照研究的结果显示，锻炼可以改善空腹血糖的水平，改善心肺的耐受性。同时要制订规律的锻炼计划，培养孕妇主动参与的意识，每天坚持运动，每次持续时间20～30分钟，运动期间心率控制在120次/分钟以内，不主张进行剧烈的运动。

（3）妊娠期糖尿病的用药指导。

1）胰岛素治疗方案：最符合生理要求的胰岛素治疗方案为：基础胰岛素联合餐前超短效或短效胰岛素。基础胰岛素的替代作用可持续 12 ～ 24 小时，而餐前胰岛素起效快，持续时间短，有利于控制餐后血糖。应根据血糖监测结果选择个体化的胰岛素治疗方案。

知识拓展

胰岛素治疗方案

基础胰岛素治疗：选择中效胰岛素睡前皮下注射，适用于空腹血糖高的孕妇；睡前注射中效胰岛素后空腹血糖已经达标但晚餐前血糖控制不佳者，可选择早餐前和睡前 2 次注射，或者睡前注射长效胰岛素。

餐前超短效或短效胰岛素治疗：餐后血糖升高的孕妇，进餐时或餐前 30 分钟注射超短效或短效人胰岛素。

胰岛素联合治疗：中效胰岛素和超短效或短效胰岛素联合，是目前应用最普遍的一种方法，即三餐前注射短效胰岛素，睡前注射中效胰岛素。由于妊娠期餐后血糖升高显著，一般不推荐常规应用预混胰岛素。

2）制剂类型：按作用快慢和维持作用时间，胰岛素制剂可分为超短效、短效、中效和长效四类。根据胰岛素的来源不同又分为动物胰岛素（猪、牛）和人胰岛素。

超短效人胰岛素类似物：门冬胰岛素已被我国国家食品药品监督管理局（State Food and Drug Administration，SFDA）批准可用于妊娠期。其特点是起效迅速，药效维持时间短，具有最强或最佳的降低餐后血糖的作用，不易发生低血糖，用于控制餐后血糖水平。

短效胰岛素：其特点是起效快，剂量易于调整，可皮下、肌肉和静脉注射使用。静脉注射胰岛素后能使血糖迅速下降，半衰期56分钟，故可用于抢救 DKA。

中效胰岛素：是含有鱼精蛋白、短效胰岛素和锌离子的混悬液，只能皮下注射而不能静脉使用。注射后必须在组织中蛋白酶的分解作用下，将胰岛素与鱼精蛋白分离，释放出胰岛素再发挥生物学效应。其特点是起效慢，药效持续时间长，其降低血糖的强度弱于短效胰岛素。

长效胰岛素类似物：地特胰岛素也已经被 SFDA 批准应用于妊娠期，可用于控制夜间血糖和餐前血糖。

3）胰岛素的注射：

使用胰岛素的注意事项：胰岛素常用皮下注射法，宜选择皮肤疏松部位，如上臂三角肌、臀大肌、前内侧、大腿内侧等部位。若产妇自己注射，以大腿内侧和腹部最方便。长期注射同一部位可能导致局部皮下脂肪萎缩或增生，局部硬结。如在同一区域注射，必须与上一次注射部位的针眼相距 2 cm 以上，选择无硬结的部位，如产生硬结，可用热敷，但要避免烫伤。未开封的胰岛素放入冰箱冷藏保存（48℃），正常使用的胰岛素在常温下（28℃）可使用 28 天，无须放入冰箱，该应避免过冷、过热、太阳直晒，否则因蛋白质凝固变性而失效。注意监测血糖，如发现血糖波动过大或持续高血糖，应及时就诊。准确执行出院医嘱，做到制剂、种类正确，剂量准确，按时注射。注射胰岛素时应严格无菌操作，防止发生感染。

不良反应的观察及处理：①低血糖反应多发生在注射后作用最强的时间或因注射后没有及时进食而发生。其表现为疲乏、强烈饥饿感、出冷汗、脉速、恶心、呕吐，严重可致昏迷，甚至死亡。一旦发现低血糖反应，除立即抽血检查血糖外，反应轻者，可用白糖以温水冲服，较严重者必须静脉注射 50% 葡萄糖，一般注射几分钟后逐渐清醒，此时再让孕妇进食，以防止再昏迷。②过敏反应表现为注射部位瘙痒，继而出现荨麻疹样皮丘。全身荨麻疹少见。③注射部位皮下脂肪萎缩或增生，停止该部位注射后可缓慢自然恢复。

4）胰岛素的应用时机：糖尿病孕妇经饮食治疗 35 天后，测定 24 小时的末梢血糖（血糖轮廓试验），包括夜间血糖、三餐前 30 分钟及三餐后 2 小时血糖及尿酮体。如果空腹或餐前血糖大于等于 5.3 mmol/L，妊娠期常用的胰岛素制剂及其作用特点（95 mg/dL），或餐后 2 小时血糖大于等于 6.7 mmol/L（120mg/dL），或调整饮食后出现饥饿性酮症，增加热量摄入后血糖又超过妊娠期标准者，应及时加用胰岛素治疗。

5）妊娠期胰岛素应用的注意事项：

胰岛素：初始使用应从小剂量开始，即 0.3～0.8μ/（kg·d）。每天计划应用的胰岛素总量应分配到三餐前使用，分配原则为早餐前最多，中餐前最少，晚餐前用量居中。每次调整后观察 2～3 天判断疗效，每次以增减 24μ 或不超过胰岛素每天用量的 20% 为宜，直至达到血糖控制的目标。

胰岛素治疗期间清晨或空腹高血糖的处理：夜间胰岛素作用不足、黎明现象和 Somogyi 现象（低血糖后高血糖，中文翻译为索马吉效应）均可导致高血糖的发生。前两种情况必须在睡前增加中效胰岛素用量，而出现 Somogyi 现象时应减少睡前中效胰岛素的用量。

妊娠过程中机体对胰岛素需求的变化：妊娠中、晚期对胰岛素需要量有不同程度的增加；妊娠 32～36 周胰岛素需要量达高峰，妊娠 36 周后稍下降，应根据个体血糖监测结果，不断调整胰岛素用量。

> **知识拓展**
>
> ### 口服胰岛素在 GDM 孕妇中的应用
>
> 大多数 GDM 孕妇通过生活方式的干预即可使血糖达标，不能达标的 GDM 孕妇应首先推荐应用胰岛素控制血糖。目前，口服降糖药物二甲双胍和格列本脲在 GDM 孕妇中应用的安全性和有效性不断被证实，但我国尚缺乏相关研究，且这两种口服降糖药均未纳入我国妊娠期治疗糖尿病的注册适应证。但考虑对于胰岛素用量较大或拒绝应用胰岛素的孕妇，应用上述口服降糖药物的潜在风险远远小于未控制的妊娠期高血糖本身对胎儿的危害。因此，在知情同意的基础上，部分 GDM 孕妇可慎用。
>
> 格列本脲：是临床应用最广泛的治疗 GDM 的口服降糖药，作用靶器官为胰腺，99% 以蛋白结合形式存在，极少通过胎盘屏障。目前临床研究显示，妊娠中、晚期，GDM 孕妇使用格列本脲与胰岛素治疗相比，疗效一致，但前者使用方便，且价格便宜。但用药后发生子痫前期和新生儿黄疸需光疗的风险升高，少部分孕妇有恶心、头痛及低血糖反应。
>
> 二甲双胍：可增加胰岛素的敏感性，目前的资料显示，妊娠早期使用对胎儿无致畸性，在多囊卵巢综合征的治疗过程中对早期妊娠的维持有重要作用。由于该药可以透过胎盘屏障，妊娠中、晚期使用对胎儿的远期安全性尚有待证实。无须胰岛素治疗而血糖控制达标。

（4）心理支持：维护孕妇自尊，积极开展心理疏导。糖尿病孕妇了解糖尿病对母婴的危害后，可能会因无法确保自己及胎儿安全顺利地度过妊娠期和分娩期而产生焦虑、恐惧及低自尊的反应，严重者造成身体意象紊乱。若妊娠分娩不顺利，胎儿产生不良后果，则孕妇心理压力更大，因此，护士应主动建议孕妇向有资质的机构咨询和改善心理问题。多学科之间的合作可以有效改善糖尿病管理质量，减轻心理问题造成的不良影响。提供各种交流的机会向孕产妇及家属介绍妊娠合并糖尿病的相关知识、血糖控制稳定的重要性和降糖治疗的必要性，鼓励其讨论面临的问题及心理感受。以积极的心态面对压力，并协助澄清错误的观念和行为，促进身心健康。

二、相关实训内容与操作规程

（一）微量血糖监测

1. 自我血糖监测

自我血糖监测（self – monitored blood glucose，SMBG）：采用微量血糖仪自行测定毛细血管全血血糖水平。新诊断的高血糖孕妇、血糖控制不良或不稳定者以及妊娠期应用胰岛素治疗者，应每日监测血糖 7 次，包括三餐前 30 分钟、三餐后 2 小时和夜间血糖；血糖控制稳定者，每周应至少行血糖轮廓试验 1 次，根据血糖监测结果及时调整胰岛素用量；不需要胰岛素治疗的 GDM 孕妇，在随诊时建议每周至少监测 1 次全天血糖，包括末梢空腹血糖（fasting blood glucose，FBG）及三餐后 2 小时末梢血糖共 4 次。

2. 妊娠期血糖控制目标

（1）妊娠期糖尿病血糖应控制在餐前及餐后 2 小时血糖值分别小于等于 5.3 mmol/L、6.7 mmol/L，特殊情况下可测餐后 1 小时血糖小于等于 7.8 mmol/L，夜间血糖不低于 3.3 mmol/L。

（2）糖尿病合并妊娠血糖控制应达到下述目标：妊娠早期血糖控制勿过于严格，以防低血糖发生；妊娠期餐前、夜间血糖及 FBG 宜控制在 3.3～5.6 mmol/L（60～99 mg/d），餐后峰值血糖 5.6～7.1 mmol/L。

（3）一般采取四段血糖监测（空腹、三餐后 2 小时）；对高血糖孕产妇、血糖控制不良或不稳定者以及应用胰岛素治疗孕妇，一般采取七段血糖监测（三餐前 30 分钟、三餐后 2 小时和夜间血糖）；对于血糖控制不理想的 PGDM 血糖明显异常而需要加用胰岛素的孕妇，可用连续动态血糖监测。

3. 血糖监测操作规程

【操作步骤】

（1）测试前确保采血部位清洁、干燥，检查血糖仪的型号与试纸型号是否一致，正确安装采血针。

（2）宜使用 75% 的乙醇消毒，不宜使用碘酒、碘伏等消毒液。

（3）乙醇消毒待干后再采血，以免造成血糖值不准确。

（4）采血量充足，必须能够完全覆盖试纸的整个测试区。血量不足会导致血糖监测失败或测量值偏低。

（5）切勿挤压手指获得血样，在测试中不要按压或移动血糖试纸、血糖仪等，不要触碰试纸的测试区。

（6）血糖监测前，确认监测血糖的时间，做好宣教，如监测餐后 2 小时血糖，应告知患者从吃第一口饭开始计时，2 小时后测血糖。指导产妇穿刺后按压 12 分钟。

（7）如果测试结果可疑，建议重新测试一次。

（8）对需要长期监测血糖的产妇，穿刺部位应轮换，并指导患者血糖监测的方法及做好记录。

【操作要点】

（1）测试前确保采血部位清洁、干燥，检查血糖仪的型号与试纸型号是否一致，正确安装采血针。

（2）宜使用 75% 的乙醇消毒，不宜使用碘酒、碘伏等消毒液。

（3）乙醇消毒待干后再采血，以免造成血糖值不准确。

（4）采血量充足，必须能够完全覆盖试纸的整个测试区。血量不足会导致血糖监测失败或测量值偏低。

（5）切勿挤压手指获得血样，在测试中不要按压或移动血糖试纸、血糖仪等，不要触碰试纸的测试区。

（6）血糖监测前，确认监测血糖的时间，做好宣教，如监测餐后 2 小时血糖，应告知患者从吃第一口饭开始计时，2 小时后测血糖。指导产妇穿刺后按压 1～2 分钟。

（7）如果测试结果可疑，建议重新测试一次。对需要长期监测血糖的产妇，穿刺部位应轮换，并指导患者血糖监测的方法。做好记录

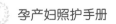

【实训评价】

（1）孕妇能够知晓告知的事项，血糖得到有效控制。

（2）孕妇能合理安排饮食，掌握血糖监测的方法。

（3）血糖监测过程规范，结果准确。

【实训拓展】

1. 血糖仪和试纸应如何保管与维护？

（1）血糖试纸应干燥、避光和密封保存。

（2）血糖仪测试区内不能有血渍、灰尘等污染物。宜用软布蘸清水轻轻擦拭，不能用清洁剂或乙醇等有机溶剂清洁。

（3）血糖仪在下述情况时应使用质控液校准：①第一次使用时；②使用新试纸时；③怀疑血糖仪或试纸出现问题时；④血糖仪摔落后；⑤更换电池后。

2. 影响血糖准确性的因素有哪些？

（1）贫血患者用血糖仪测定血糖结果偏高；红细胞增多症、脱水或高原地区人群则会偏低。

（2）消毒后手指未干即进行测量，残余消毒液会影响测量值。

（3）患者过度紧张会使血糖升高。

（4）患者使用的某些药物会影响血糖测量值，如大量的维生素 C、谷胱甘肽等会使测量结果偏低；静脉输注葡萄糖会使结果偏高；大量输液也会影响血糖监测结果。

3. 植入式

连续动态血糖监测（continuous glucose monitoring system，CGMS）可用于血糖控制不理想的 PGDM 孕妇或血糖明显异常而需要加用胰岛素的 GDM 孕妇。大多数 GDM 孕妇并不需要 CGMS，不主张将 CGMS 作为临床常规监测血糖的手段。

（二）妊娠期糖尿病饮食方案

1. 热量计算

按照理想体重计算每日总热量，理想体重（kg）＝身高（cm）－105。以理想体重结合患者的年龄、生理需要，劳动强度等进行计算：成人休息状态下每日 83.7 ～ 125.5 kJ/kg（20 ～ 30 kcal），轻体力劳动 125.5 ～ 146.4 kJ/kg（30 ～ 35 kcal），中等体力劳动 146.4 ～ 167.4 kJ/kg（35 ～ 40kcal），重体力劳动 167.4/kg（40 kcal）以上。哺乳期妇女、营养不良及消耗性疾病患者热量相应增加 10% ～ 20%，体重过重或肥胖者应相应减少 10% ～ 20%。

2. 食物营养成分分配

糖类占总热量的 55% ～ 60%，以主食为主，脂肪占比小于 30%，蛋白质占比为 15%（平均 1 g/kg 理想体重），特殊情况可酌情增减蛋白质。每克糖类及每克蛋白质释放热量 16.7 kJ（4 kcal），每克脂肪释放热量 37.6 kJ（9 kcal）。根据具体条件及饮食习惯查看食物成分表，折算出可行食谱。

3. 三餐热量分配

可根据饮食习惯，选择 1/5、2/5、2/5，或 1/3、1/3、1/3 等均可，但是要基本固定，主张少食多餐，这样可防止血糖波动过大。对用胰岛素的患者，为避免低血糖，可于两餐中或睡前加餐，但应包括在总热量中。孕期的糖尿病妇女吃的多了，害怕血压升高；吃得少了，又害怕胎儿营养供应不足。所以糖尿病孕妇将血糖控制得当，保证营养充足，不但有助于自身健康，更对宝宝健康有利。因此，糖尿病孕妇学会正确的膳食营养有尤为重要，即可保证血糖控制在正常状态，又能满足胎儿生长发育时对各种营养的需要。

（1）合理控制热量的摄入：对于妊娠糖尿病孕妇来说，这是非常重要的饮食原则。可以听取专业营养师的建议，制订适合自己的食谱，根据血糖、尿糖等情况，随时调整饮食。热量摄取不宜过多，一旦母体酮体升高，对胎儿是非常不利的。

（2）蛋白质的供给要充足，妊娠期，蛋白质的摄入量一定要充足，因为蛋白质不仅是维持子宫和胎盘正常发育的重要营养物质。而且对胎儿的正常发育也非常重要。孕期适当增加蛋白质的摄入，推荐饮食蛋白质粉占总量的15%～20%，约为100 g，其中优质蛋白质至少占1/3。富含优质蛋白质的食物有禽肉、畜肉、鱼肉、蛋类、奶类以及豆类。

（3）富含铁，钙的食物要多吃，铁是主要的造血物质。妊娠时，孕妇需要补充更多的铁，而胎儿也需要在肝脏内储存更多的铁，以便在出生后离开母体时，在不能及时得到足够的铁补充时，能自身维持造血的需要。钙对胎儿的骨骼发育相当重要，孕中期和晚期每天保证1000 mg钙的补充，保证母体和胎儿的需要。牛奶是钙的主要来源，每天要喝两杯牛奶，如果因为对牛奶过敏而不能喝牛奶，可以喝酸奶或零乳糖牛奶，也可以在医生指导下服用钙片。

（4）富含纤维的食物可以适当多吃。大量研究表明，膳食纤维特别是可溶性纤维有控制餐后血糖作用。所以，在身体条件允许的范围内，应多食用高纤维食物，如燕麦片、荞麦面、糙米等。另外，草莓、菠萝和猕猴桃等是含有较高的可溶性纤维、维生素和矿物质的水果，在血糖正常的前提下，可适量使用。

（5）控制油脂类食物的摄入。由于高血糖本身就容易引起脂肪代谢紊乱，因此脂肪的摄入量不能超过总热量的30%。烹调以植物油为主，适当增加干果类的摄入量，可以为身体提供多的植物油。另外要少吃油炸，油煎及肉皮、肥肉等。

（6）进食方式要定时定量。餐次的正确分配，对维持正常的血糖水平，避免酮症酸中毒发生显得尤为重要。医生建议每天除保证早、中、晚3次中等量的正餐外，最好在两餐之间适当加餐2～4次。为避免晚餐和第二天早餐间隔太长的时间，最佳的做法是在睡前加一杯牛奶（或酸奶）、一份水果、几片饼干，保持整个夜晚血糖在正常范围。加餐的目的是使血糖由不稳定过渡到稳定，减少胰岛素负担。所以，即使无饥饿感，也需要定时加餐，这样可以使全天摄入的碳水化合物均匀的分配，使血糖控制在正常范围。相反，如果不进食加餐，可能导致正餐时摄入过多的食物，反而引起血糖增高。

（7）严格控制单糖的摄入。由于单糖容易被人体吸收，因此如蔗糖、砂糖、果糖、葡萄糖、冰糖、蜂蜜、麦芽糖以及含糖饮料、甜食等应慎重使用。由于糖尿病孕妇早晨的血糖较高，所以早餐的淀粉含量一定要少一些。孕妇的主食要选择膳食纤维含量较高的，比如以糙米代替白米饭，食用全谷类面包等，可以同一些根茎类蔬菜混合食用，如土豆、芋头、山药等，这样更有利于控制血糖。

4. 平稳血糖的饮食措施

（1）吃饱的前提下控制总热量。

（2）通过饮食摄入的总热量是影响血糖变化的重要因素。因为患有妊娠糖尿病的孕妇必须限制每天从食物中摄入的总热量，但作为特殊生理时期的孕妇，不仅要保证自身营养的输送，还要保证胎儿的发育需求，所以一定是先吃够再调节，要做到严格控制总质量的同时减少吃肉。多吃蔬菜和水果，由于蔬菜体积大，热量低，膳食纤维含量高，只要不加过多的油，就是控制热量摄入的绝佳食物。

（3）调整饮食结构是控制血糖比关键的因素，每日饮食正常的一日三餐改为一日五餐或六餐，保持多餐有助于稳定血糖。减少仓库高血糖及餐前低血压，低血糖。

（4）妊娠糖尿病患者应根据推测标准体重的胎儿所需热量，计算一天所需总热量，通过食物交换标准食谱，同类食物可以替换。

（5）预防低血糖。由于妊娠期的血糖控制目标比非妊娠期更加严格，这就意味着患者面临更大的低血糖风险，低血糖同样会对孕妇和胎儿造成严重的伤害，因此遥望不可忽视妊娠期的血糖监测。应当增加检测频率，在确保血糖标达标的同时尽量避免发生低血糖。低血糖主要表现为大汗、心慌、恶心、视物模糊、意识模糊等。控制血糖的具体目标是空腹或餐前 3.3～5.3 mmol/L；餐后 2 小时或夜间 4.4～6.7mmol/L，少食多餐是预防低血糖的有效措施。

知识拓展

妊娠期糖尿病食谱

山药木耳炒莴笋

材料：莴笋 200 g、山药 150 g、干木耳 5 g。

调料：醋 5 g，盐、葱丝各 3 g。

做法：

莴笋去叶、去皮、切片；干木耳泡发，洗净，撕小朵；山药片削皮洗净，切片，入沸水中一下。

锅内倒油烧热，爆香葱丝，倒莴笋片、木耳、山药片炒熟，放盐、醋调味即可。

（徐 敏 刘 莉）

第五节 妊娠合并缺铁性贫血

学习目标

1. 了解缺铁性贫血对妊娠的影响。
2. 掌握补铁的方法。

一、相关知识

贫血是由多种病因引起，通过不同的病理过程，使人体外周血红细胞容量减少，低于正常范围下限的一种常见的临床症状。临床上常以血红蛋白（hemoglobin，Hb）浓度作为诊断标准。孕妇外周血中的血红蛋白小于110 g/L 为妊娠期贫血，其中，血红蛋白小于60 g/L 为重度贫血，以缺铁性贫血最常见。

（一）病因及发病机制

缺铁性贫血（iron-deficiency anemia，IDA）指人体内用于制造血红蛋白的储存铁已被用尽，不能满足正常红细胞生成需要而发生的贫血，是临床上最常见的，它属于小细胞低色素性贫血。正常情况下，机体内的铁被循环利用，衰老的红细胞被破坏后，铁释出被用于新的红细胞生成。机体每天通过粪便排出少量的铁，这部分铁需要通过饮食进行补充以维持平衡。当铁的摄入不能满足机体需求或过度丢失而无法及时补充时，机体即可发生缺铁性贫血。

常见的原因包括：①铁摄入不足。多见于婴幼儿、青少年、妊娠期和哺乳期女性。这些人群对铁的需求量较大，若不补充肉类等含铁量较高的辅食，易发生缺铁性贫血。②铁吸收障碍。胃肠道疾病，如慢性肠炎、克罗恩病等，可出现铁吸收障碍。胃大部分切除可影响铁在十二指肠等部位的吸收。此外，铁转运障碍，如无转铁蛋白血症，也可引起缺铁性贫血。③铁丢失过多。见于各种失血，如慢性胃肠道失血、肿瘤、咯血和肺泡出血、月经过多、反复血液透析、多次献血等。

缺铁时铁蛋白、血清铁浓度降低，未结合铁的转铁蛋白浓度升高。当红细胞内铁缺乏时，转铁蛋白受体从红系造血细胞膜表面脱落进入血液，以致血清转铁蛋白受体（serum transferring receptor，sTfR）升高。大量原卟啉没有与铁结合成为血红素，以致血红蛋白生成减少，红细胞体积变小，发生小细胞低色素性贫血。

（二）临床表现

组织缺铁表现包括：①精神行为异常，如烦躁、易怒、异食癖等；②儿童生长发育迟缓、智力低下；③上皮萎缩引起毛发干枯、指（趾）甲变脆、皮肤干燥皱褶、舌及口角炎及吞咽困难等；④易感染各种疾病。

（三）对母体的影响

妊娠可使原有贫血病情加重，而贫血则使孕妇妊娠风险增加。由于贫血，母体耐受力差，孕妇易产生疲倦感，而长期倦怠感会影响孕妇在妊娠期的心理适应，将妊娠视为一种负担而影响亲子间的感情及产后心理康复。重度贫血可导致贫血性心脏病、妊娠期高血压疾病性心脏病、产后出血、失血性休克、产褥感染等并发症的发生会危及孕产妇生命。

（四）对胎儿的影响

孕妇骨髓与胎儿在竞争摄取母体血清铁的过程中，一般以胎儿组织占优势。由于铁通过胎盘的转运为单向性运输，胎儿缺铁程度不会太严重。若孕妇缺铁严重，会影响骨髓造血功能致重度贫血，可造成胎儿生长受限、胎儿宫内窘迫、早产、死胎或死产等不良后果。

二、相关指引与内容

（一）缺铁性贫血相关情况的评估

1. 病史和饮食习惯

评估既往有无月经过多等慢性失血性病史，有无因不良饮食习惯，如长期偏食或胃肠道功能紊乱会导致的营养不良病史。

2. 身心状况

（1）症状：轻度贫血者多无明显症状，或只有皮肤、口唇黏膜和睑结膜苍白。重者可出现头晕、乏力、耳鸣、心悸、气短、面色苍白、倦怠、食欲缺乏、腹胀、腹泻等症状，甚至出现贫血性心脏病、妊娠期高血压疾病性心肌病、胎儿生长受限、胎儿宫内窘迫、早产、死胎、死产等并发症的相应症状。同时，由于贫血孕产妇机体抵抗力低下，容易导致各种感染性疾病的发生。

（2）体征：皮肤黏膜苍白，毛发干燥无光泽、易脱落，指（趾）甲扁干、脆薄易裂或反甲（指甲呈勺状），并可伴发口腔炎、舌炎等，部分孕妇会出现脾脏轻度肿大。

（3）跌倒风险：由于贫血可能导致脑部缺血缺氧，因此可能有跌倒风险。

（4）心理—社会状态：重点评估孕妇因长期疲倦或知识缺乏而引起的倦怠心理。同时，评估孕妇及其家人对缺铁性贫血疾病的认知情况，以及家庭、社会支持系统是否完善等。

3. 干预措施

（1）妊娠前：妊娠前应积极治疗慢性失血性疾病，改变长期偏食等不良饮食习惯，调整饮食结构，增加营养，必要时应补充铁剂，以增加铁的储备。

（2）妊娠期：妊娠中期和晚期的女性每日铁的需求量由非妊娠期的 20 mg 分别增加到 24 mg 和 29 mg［《中国居民膳食指南（2016）》］，所以需要增加摄入含铁丰富的食物，如动物血、动物肝脏、红肉等，以补充部分必需的铁剂。同时，多摄入富含维生素 C 的深色蔬菜、水果（如橘子、橙子、柚子、猕猴桃、草莓、鲜枣等），以促进铁的吸收和利用。纠正偏食、挑食等不良习惯。

（3）正确补充铁剂：由于机体对食物铁的吸收利用率有限，因此严重缺铁者必须补充铁剂，首选口服制剂。遵医嘱每日服用铁剂。铁剂对胃黏膜有刺激作用，会引起恶心、呕吐、胃部不适等症状，应饭后或餐中服用。服用铁剂后，由于铁与肠内硫化氢作用而会形成黑色便。服用抗酸药时须与铁剂交错时间服用。对于妊娠末期重度缺铁性贫血或口服铁剂胃肠道反应较重者，可采用静脉注射法补充铁剂，利用率高达90%～100%，常见的制剂有右旋糖酐铁及山梨醇铁。

（二）跌倒的防护指导措施

（1）保持居家环境安全：建议居住环境、洗手间的灯光明亮及地板干燥，厕所用座厕并安装扶手。避免不稳固的家具，清除电线和电话线、地毯等易导致孕妇跌倒的障碍物。将助行器及常用物品放置于伸手可及之处。床垫高度适当，从床垫面至地板高度45～48 cm 为佳。卧床病人建议配置床挡。

（2）穿合适的衣物，穿合适的平底鞋，建议穿橡胶底（抓地力强）的鞋，避免鞋底、袜子过厚。穿脱鞋、袜子、裤子宜坐着进行。

（3）锻炼身体时选择平整的路面，避免去不熟悉的地方。

（4）起床时动作宜慢：在床上坐起半分钟，双腿下垂半分钟，站立半分钟无不适后开始行走。上完厕所宜慢慢扶着站起，不宜突然站立。

（5）指导需起夜的孕妇，床边放置尿壶或便椅。

（6）指导孕妇纠正不健康的生活方式和行为，规避危险因素，防止跌倒发生。

（陈惠容）

第六节　孕前肥胖症

学习目标

1. 了解 BMI 的计算方法和肥胖的概念。
2. 熟悉肥胖对妊娠的影响。
3. 熟悉减重运动处方和膳食食谱的编制。
4. 掌握减重的方法和步骤。

一、相关知识

（一）概述

肥胖症是指人体进食热量多于消耗热量时，多余热量以脂肪形式储存于人体内，人体内脂肪堆积过多和（或）分布异常，体重异常增长的一种多因素慢性代谢性疾病。肥胖分为单纯性肥胖、继发性肥胖。单纯性肥胖是指无内分泌疾病或找不出引起肥胖的特殊原因的肥胖症。继发性肥胖主要是指继发于神经—内分泌—代谢混乱基础上的肥胖病或遗传性疾病所致的肥胖症。

（二）诊断标准

1. 体质指数法

体质指数（BMI）是世界卫生组织（WHO）推荐的国际统一使用的肥胖分型标准，即 BMI ＝体重（kg）/身高^2（m^2）。根据《中华人民共和国卫生行业标准——成人体重判定》（WS/T428—2013），BMI 大于等于 24 为超重，BMI 大于等于 28 为肥胖。

2. 理想体重法

成年人的标准体重（kg）＝身高（cm）－105

理想体重＝标准体重±10%

肥胖度（%）＝［（实际体重－标准体重）/标准体重］×100%。

（三）发病原因

1. 生活方式的改变

摄食过多，即摄入过多的能量，多余的能量以脂肪的形式存储于脂肪组织，导致体内脂肪过多。不良进食行为包括：各餐摄入量不均匀、不科学，过饱或过饿，能量未能被有效利用；摄入过多的高脂肪、高能量食物，营养素构成不合理；进食速度过快，大脑未能及时发出饱腹信号；暴饮暴食、夜间加餐、喜吃零食等。运动不足使机体未能消耗摄入的能量而更易使脂肪储存于体内。

2. 遗传因素

已有多项研究表明，单纯性肥胖具有遗传性。

（四）对妊娠的影响

肥胖除了对育龄妇女的心血管和代谢系统有危害以外，如果未能在孕前控制，那么对孕妇和胎儿也有不良的影响。肥胖症对孕妇、胎儿的影响，如表 3 - 2 所示。

表 3 - 2　肥胖症对孕妇、胎儿的影响

对孕妇的影响	对胎儿的影响
高血压、妊娠期糖尿病、子痫前期等妊娠并发症发生率增高，过期妊娠发生率增加、剖宫产率增加、分娩时第二产程延长	脊柱裂、大血管缺损、肠道异常等出生缺陷发生率增加

资料来源：全国妇幼健康研究会《孕前优生健康检查风险评估指导手册（2014 版）》，人民卫生出版社 2014 年版。

二、相关指引与内容

（一）肥胖控制总原则

（1）坚持合理膳食，控制膳食总能量和减少饱和脂肪酸摄入量，保证蛋白质、维生素及矿物质的供给。

（2）增加体力活动和锻炼，每天安排进行的体力活动的量和时间应按减轻体重的目标进行计算。

（3）降低体重 5%～10%，BMI 最好小于 24；合理安排减重速度，如成年轻度肥胖者，按每月减轻体重 0.5～1.0 kg 的速度进行。

（4）通过饮食减重和运动减重来保持适当比例，一般各占 50%。

（5）如有其他慢性病危险因素，要进行干预，使其得到一定的改善。

（6）减重目标达到后，要养成健康的生活习惯，合理调整膳食结构，坚持适量运动，维持体重不增加。

（二）饮食控制方法

1. 膳食原则及实施方法

（1）低热能饮食：膳食给予低热能食物，以造成能量的负平衡，使体内储存的多余脂肪逐渐消耗。对摄入的热能控制要循序渐进，逐步降低。低能量减重膳食女性一般设计为 1000～1200 kcal/d，男性为 1200～1600 kcal/d，或比原来习惯摄入的能量减少 300～500 kcal/d。避免用极低能量膳食（能量总摄入低于 800 kcal/d 的膳食），如有需要应在医护人员的严格管理下进行。

（2）充足的蛋白质摄入：控制热能的摄入时，要做到营养平衡，保证摄入充足的蛋白质。蛋白质来自肉、蛋、乳及豆制品，应占总热量的 15%～20%，适量的优质蛋白质可以与谷类等植物蛋白质的氨基酸起互补作用，提高植物蛋白质的营养价值。不提倡采用素食

疗法，否则会损害健康。

（3）适当限制脂肪的摄入：脂肪占总热能的比例不超过30%，严格控制烹调油的用量，每日用烹调油10～20 g，同时还要控制摄入油脂肥厚的食物，如烤鸭、炸鸡、红烧肉、扣肉、熘肝尖、爆腰花等。烹调时，以蒸、煮、炖、拌、氽、卤等烹调方法为主，避免油煎、油炸和爆炒等烹调方法，因为煎炸食物含脂肪较多。

（4）适量的碳水化合物摄入：碳水化合物应限制在占总热能的40%～55%，不可极度地控制，防止酮症的出现。碳水化合物以谷类食物为主要来源，每日应摄入150～250 g（3～5两）。在谷类食物中，最好选择粗粮和杂粮，因为它们含有丰富的膳食纤维，食用后具有饱腹感，可以延缓食物的消化、吸收的速率，有利于控制体重，减轻肥胖症状。严格限制单糖食物（如蔗糖、麦芽糖、果糖、蜜饯及甜点等）的摄入。也要限制辛辣刺激性食物及调味品的进食，如辣椒、芥末、咖啡等，这类食物可以刺激胃酸分泌增加，容易使人增加饥饿感，提高食欲，增加进食量会导致减肥失败。食盐也应限制，食盐可引起口渴和刺激食欲，增加体重，每日食盐量控制在5～6 g。

（5）充足的维生素摄入：膳食中必须有足够量的新鲜蔬菜，尤其是绿叶蔬菜和水果，蔬菜多含膳食纤维，水分充足，属于低热能食物，有充饥作用。可食用拌豆芽、拌菠菜、拌萝卜丝、拌芹菜、炒小白菜、炒冬笋。有的蔬菜可以生吃，可以借以充饥。还可补充多种维生素，防止维生素缺乏。

（6）改变不良饮食习惯：养成良好的饮食习惯是防止肥胖的有效措施之一，平时最好不要吃零食、甜食、含糖饮料和碳酸饮料。吃饭时要慢嚼细咽，使食物与唾液充分混合，有助于消化吸收，可延长用餐时间，即使吃得少，也可达到饱腹作用。一日三餐要定时定量，早餐要吃好，午饭要吃饱，晚餐要吃少。不可早餐不吃，中餐对付，晚上会餐，这样不利于减肥。进餐时不看电视、阅读报纸等。

2. 配餐原则及实施方法

（1）充分摄取蛋白质、维生素和矿物质：每餐在肉、鱼、蛋、乳类和大豆制品中选取两种以上食用；蔬菜类要以绿色、黄色和单色为主，合理进行搭配，约各占一半；要充分摄取海藻、蘑菇、魔芋类食物；每餐食物种类要在8种以上。

（2）要努力使副食的分量不减少：肉要选用瘦肉；肉类的热量按白肉、红肉和青鱼的顺序增加；贝、虾、蟹类因热量低可充分摄取；不使用食用果酱、调味汁、蛋黄酱、调味剂等。

（3）要设法获得饱腹感：摄取汤类食品，品种要多。选用耐嚼的食品。

（4）采取措施，防止体重反弹：肥胖症的饮食疗法存在的问题是，一旦减肥成功也很难维持，容易反弹。对于这些情况必须进行正确的进食指导：要充分品味食物，咀嚼可以向大脑传递已经进食的信号。因此，养成每口咀嚼20次的习惯很重要。按规则确定正确的进食时间：特别是早餐应多吃，晚餐应少吃，睡前则应禁止进食；不要过多购买食物，就寝前进食是肥胖的原因。

（5）减肥期间禁用的食品包括：油炸食品、腌制食品、加工的肉类食品（肉干、肉松、香肠）、饼干类（不含低温烘烤和全麦饼干）、可乐类饮品、方便食品（方便面和膨化食品）、罐头类食品、话梅蜜饯类食品（果脯）、冷冻甜食类（冰激凌、冰棒、雪糕）、烧烤类食品。

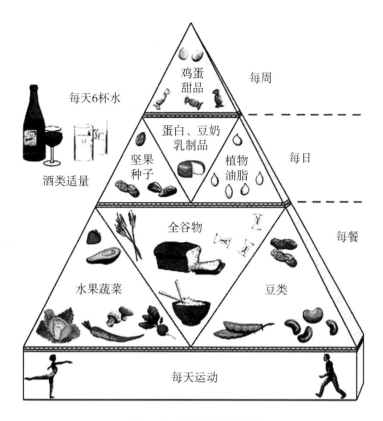

图 3 - 1　减肥食物金字塔

（图片来源：https：//www. sohu. com/a/253626753_100250633。）

3. 减肥食谱编制步骤

假设某育龄孕妇身高 160 cm，体重 65 kg，计划 3 个月时间将体重减至 60 kg，现制订该育龄孕妇一天的食谱和需增加的运动量。

（1）计算体重。

该育龄孕妇的标准体重 = 160 - 105 = 55（kg）

肥胖度（%）=［（实际体重 - 标准体重）/标准体重］×100%

　　　　　　= ［（65 - 55）/55］×100% = 18%

体质指数（BMI）= 65/1.6² = 25.39

（2）判断体型。根据计算，实际体重高于标准体重的 10% 为超重。因此，该育龄孕妇体重属于超重范围。

（3）制订减重目标。该育龄孕妇目标体重为 60 kg，因此需减重 5 kg。根据体重控制原则，通过饮食和运动各控制 50% 的热量或体重，所以该膳食方案的减重目标是 2.5 kg。人体每克脂肪约含热量为 7 kcal，所以该育龄孕妇需通过饮食减少热量 17500 kcal。

（4）计算每天摄入量。该育龄孕妇计划用 3 个月时间减至目标体重，因此每天约需减少 200 kcal 的摄入量，即每天摄入的热量为 1600 kcal，三大营养素的分配比例蛋白质约 18%、脂肪约 25%、碳水化合物约 57%。三餐的总能量比为 27%、49%、24%，具体如表 3 - 3、表 3 - 4、表 3 - 5 所示。

表3-3 总能量1600 kcal/d 三大营养素比例分配

营养素	供能比（%）	能量（kcal）	重量（g）
蛋白质	18	288	72
脂肪	25	400	44
碳水化合物	57	912	228
合计	100	1600	344

表3-4 总能量1600 kcal/d 三餐能量分配

餐次	能量比%	能量（kcal）
早餐	27	432
午餐	49	784
晚餐	24	384
合计	100	1600

表3-5 总能量1600 kcal/d 宏量营养素三餐分配

营养素	供能比（%）	能量（kcal）	重量（g）
蛋白质	18	288	72
早餐	27	78	19
午餐	49	141	35
晚餐	24	69	17
脂肪	25	400	44
早餐	27	108	12
午餐	49	196	22
晚餐	24	96	11
碳水化合物	57	912	228
早餐	27	246	62
午餐	49	446.88	111.72
晚餐	24	218.88	54.72

（5）编制食谱。根据三大营养素比例、三餐能量比例、《中国食物成分表（2004）》，以及膳食营养宝塔计算蛋白质、脂肪和碳水化合物的实际用量，推算谷薯类、蔬菜水果、畜禽肉、水产品、蛋类、奶类、大豆及坚果类以及油盐的用量，然后微调用量直到接近目标值，如表3-6所示。

表 3 - 6　减重能量约 1600 kcal/d 的三餐营养素和食物安排

餐次	菜单	材料	材料重量（g）	宏量营养素含量
早餐	馒头	面粉	65	能量 453.7 kcal，占 28.1% 蛋白质 23.7 g 脂肪 14.2 g 碳水化合物 60.1 g
	煮鸡蛋	鸡蛋	50	
	鲜牛奶	牛奶	250	
	白灼蔬菜	白菜	50	
午餐	米饭	大米	100	能量 802.1 kcal，占 49.7% 蛋白质 34.2 g 脂肪 20.22 g 碳水化合物 128.9 g
	蒸鱼	草鱼	100	
	瘦肉炒菜心	猪里脊肉	30	
		菜心	200	
	植物油	植物油	5	
点心	牛奶	酸奶	250	
	水果	香蕉	100	
晚餐	米饭	大米	50	能量 358 kcal，占 22.2% 蛋白质 17.9 g 脂肪 11.6 g 碳水化合物 69.4 g
	鸡腿菇炒黄瓜	黄瓜	150	
		鸡腿菇	50	
	植物油	植物油	10	

（三）运动指导

运动是超重与肥胖防控的重要措施。运动可促进脂肪分解，提高胰岛素敏感性。长期坚持适量运动，具有良好的预防肥胖、减肥的作用，还可提高心肺功能，改善身体不良指标。

1. 运动强度和能量消耗

（1）只限制饮食而不增加体力活动或不采取其他措施，减重的程度和持续效果均不易达到满意的程度。建议采用降低能量的摄入并积极参加体力活动的方法，使体重逐渐降低。

（2）提倡采用规律的、中等强度的有氧活动或运动。因为中强度或低强度运动可持续的时间长，运动时主要靠燃烧体内脂肪提供能量。若用心率来大致区分钟，进行中强度体力活动时的心率为 100 ～ 120 次/分钟，进行低强度体力活动时的心率则为 80 ～ 100 次/分钟。

（3）每天安排进行体力活动的量和时间应按减轻体重的目标进行计算，对于需要亏空的总能量，一般多考虑采用增加体力活动量和控制饮食相结合的方法，其中 50%（40%～60%）应该由增加体力活动的能量消耗来解决，其他 50% 可通过减少饮食总能量和减少脂肪的摄入量来达到需要亏空的总能量。

（4）要使已超重或肥胖者意识到，期望短期恢复到所谓的"理想体重"往往不太现实，但是即使在一年之内比原有体重减少 5%～10% 也会对健康有极大的好处。减肥成功后一定要坚持健康的生活方式，否则体重会进一步增长，甚至超过减重前的原始水平。减肥反复失败会让人失去信心。常见活动项目的身体活动强度和能量消耗，如表 3－7 所示。

表 3－7　常见活动项目的身体活动强度和能量消耗

活动项目		身体活动强度（MET）＜3 为低强度、3 ～ 6 为中强度、7 ～ 9 为高强度、10 ～ 11 为极高强度		能量消耗量［kcal/（标准体重）·10 min］	
				男	女
家务活动	整理床，站立	低强度	2.0	22.0	18.7
	洗碗，熨烫衣物	低强度	2.3	25.3	21.5
	收拾餐桌，做饭或准备食物	低强度	2.5	27.5	23.3
	擦窗户	低强度	2.8	30.8	26.1
	手洗衣服	中强度	3.3	36.3	30.8
	扫地、拖地、吸尘	中强度	3.5	38.5	32.7
步行	慢速（3 km/h）	低强度	2.5	27.5	23.3
	中速（5 km/h）	中强度	3.5	38.5	32.7
	快速（5.5 ～ 6 km/h）	中强度	4.0	44.0	37.3
	很快（7 hm/h）	中强度	4.5	49.5	42.0
	下楼	中强度	3.0	33.0	28.0
	上楼	高强度	8.0	88.0	74.7
	上下楼	中强度	4.5	49.5	42.0
跑步	走跑结合（慢跑成分不超过 10 min）	中强度	6.0	66.0	56.0
	慢跑（一般）	高强度	7.0	77.0	65.3
	8 km/h（原地）	高强度	8.0	88.0	74.7
	9 km/h	极高强度	10.0	110.0	93.3
	跑（上楼）	极高强度	15.0	165.0	140.0
自行车	12 ～ 16 km/h	中强度	4.0	44.0	37.3
	16 ～ 19 km/h	中强度	6.0	66.0	56.0

（续表 3 - 7）

活动项目		身体活动强度（MET）		能量消耗量［kcal／（标准体重）·10 min］	
		< 3 为低强度、3 ～ 6 为中强度、7 ～ 9 为高强度、10 ～ 11 为极高强度		男	女
球类	保龄球	中强度	3.0	33.0	28.0
	高尔夫球	中强度	5.0	55.0	47.0
	篮球（一般）	中强度	6.0	66.0	56.0
	篮球（比赛）	高强度	7.0	77.0	65.3
	排球（一般）	中强度	3.0	33.0	28.0
	排球（比赛）	中强度	4.0	44.0	37.3
	乒乓球	中强度	4.0	44.0	37.3
	台球	低强度	2.5	27.5	23.3
	网球（一般）	中强度	5.0	55.0	46.7
	网球（双打）	中强度	6.0	66.0	56.0
	网球（单打）	高强度	8.0	88.0	74.7
	羽毛球（一般）	中强度	4.5	49.5	42.0
	羽毛球（比赛）	高强度	7.0	77.0	65.3
	足球（一般）	高强度	7.0	77.0	65.3
	足球（比赛）	极高强度	10.0	110.0	93.3
跳绳	慢速	高强度	8.0	88.0	74.7
	中速（一般）	极高强度	10.0	110.0	93.3
	快速	极高强度	12.0	132.0	112.0
舞蹈	慢速	中强度	3.0	33.0	28.0
	中速	中强度	4.5	49.5	42.0
	快速	中强度	5.5	60.5	51.3
游泳	踩水（中等用力或一般）	中强度	4.0	44.0	37.3
	自由泳（慢）、蛙泳、仰泳	高强度	8.0	88.0	74.7
	蛙泳（一般）	极高强度	10.0	110.0	93.3
	自由泳（快），蝶泳	极高强度	11.0	121.0	102.7

（续表 3 – 7）

活动项目		身体活动强度（MET）		能量消耗量［kcal/（标准体重）·10 min］	
		<为 3 低强度、3 ～ 6 为中强度、7 ～ 9 为高强度、10 ～ 11 为极高强度		男	女
其他活动	瑜伽	中强度	4.0	44.0	37.3
	单杠	中强度	5.0	55.0	46.7
	俯卧撑	中强度	4.5	49.5	42.0
	太极拳	中强度	3.5	38.5	32.7
	健身操（轻或中等强度）	中强度	5.0	55.0	46.7
	轮滑旱冰	高强度	7.0	77.0	65.3

注：1MET 相当于每千克体重每小时消耗 1 kcal 能量［1 kcal/（kg·h）］。

数据来源：中国营养协会编著《中国居民膳食指南（2016）》，人民卫生出版社 2016 年版。

2. 减重运动计划编制

根据上述育龄孕妇的数据，现制订该育龄孕妇一天的食谱和需增加的运动量。

已知该育龄孕妇需通过控制饮食减重 2.5 kg，另需通过运动减重 2.5 kg，人体每克脂肪约含热量 7 kcal，所以该育龄孕妇需通过运动减少热量为 17500 kcal。如果在 3 个月内达标，那么每日需增加能耗约 200 kcal。根据表 3 – 7 可知该育龄孕妇每日增加慢跑 30 分钟并坚持 3 个月即可达到目的。

（四）心理干预

肥胖症也是一种心身疾病，它不仅和社会心理文化因素密切相关，同时与肥胖者自身情况、家庭及成长环境也密切相关。在进行健康管理时，应了解管理对象的心理状况，并进行相应的心理辅导。

1. 认知疗法

改变管理对象的知识、观念、态度和行为，首先应当树立正确的观念，即肥胖是可以预防和控制的，某些遗传因素也可以通过改变生活方式来抗衡。肥胖症必须防治，它不仅损害人的身心健康，降低生活质量，而且与发生的慢性病息息相关。通过心理辅导，应让肥胖者了解，在大多数情况下，不良环境或生活方式等因素可导致超重与肥胖症的发生并加重这一趋势，而改变膳食、加强体力活动对预防超重与肥胖是有效的。对于超重与肥胖者，要强调监测体重和进行管理的重要性和必要性，这对超重和肥胖症的健康管理是比较经济而有效的措施。

2. 行为疗法

鼓励管理对象树立节食意识，每餐不过饱，尽量减少暴饮暴食的频率和程度；注意挑选脂肪含量低的食物；细嚼慢咽以延长进食时间，有助于减少进食量。另一种方法就是进食时使用较小的餐具，使得中等量的食物看起来显得不那么单薄；也可按计划用餐，即在进餐前将一餐的食物按计划分装，自我限制进食量，每餐达到七分饱；也可使漏餐者不至于在下一餐过量进食。餐后加点水果可以满足进食欲望。改变进食行为有助于减少进食量而没有未吃饱的感觉。

3. 医学减重

如果有其他合并症或基础病不适合通过饮食和运动减重者，或者肥胖者经过 3～6 个月单纯控制饮食和增加运动量仍不能减重达到 5%，甚至不降反而有上升趋势者，必须寻求医生的帮助。

（陈惠容）

第七节　胎儿监护

胎儿监护（fetal monitoring）又称胎儿监测（fetal surveil lance），是采用生物物理和生物化学手段，对胎儿宫内发育和安危状态进行评价的方法。随着现代科技发展，胎儿宫内监护方法越来越多，多种方法的综合运用可以更为全面地观察和预测胎儿在宫内的发生、发育，以判断胎儿的安危和胎盘功能及胎儿成熟度，减少异常胎儿、死胎和不必要的人为干预。

一、相关知识

（一）电子胎心监护

电子胎心监护（electronic fetal monitoring，EFM）是目前了解胎儿宫内情况和胎儿储备能力的重要方法，利用胎心监护曲线可以了解胎儿心率的变化，同时为临床判断围产儿预后及指导治疗提供重要依据。临床上，电子胎心监护包括：无应激试验（non-stress test，NST）、宫缩应力试验（contraction stress test，CST）、缩宫素激惹试验（oxytocin challenge test，OCT）。

电子胎心监测一般在妊娠 33～34 周以后进行，正常的胎心率基线在 110～160 bpm。进行胎心监护时，一般需要 20～40 分钟。正常情况下，20 分钟内应该有 3 次以上胎动，胎动后胎心率会增快 15 bpm 以上。在做胎心监护前，孕妇一定不要空腹，否则会出现假阳性的情况。一般在孕 36 周后每周进行 1 次胎心监护。如果孕妇属于高危妊娠，如妊娠合并糖尿病等应提前监护。

（二）胎动异常及注意事项

1. 胎动异常的原因

胎动具有一定的规律性，如果胎动出现异常，代表胎儿健康出现问题。常见的胎动异常的原因包括：

（1）胎盘功能不佳：造成胎盘供给胎儿的氧气不足，胎动会减缓。

（2）脐带绕颈：由于胎儿可以在羊水内自由地活动，因此易发生脐带缠绕颈部的情况，可能会造成胎儿缺氧、胎动减少，甚至死亡。

（3）胎盘剥离：造成孕妇剧烈的腹痛、阴道大量出血和胎心减速，通常有高血压病史或腹部曾遭外力重击的孕妇容易发生此种状况。

（4）孕妇发热：轻微的发热，胎儿因为有羊水的中介和缓冲，并不会受到太大的影响，但如果孕妇的体温持续超过 38℃ 以上，孕妇身体周边血流量增加，而子宫和胎盘的血流量减少，胎儿也会变得少动。

（5）孕妇吸烟或服用镇静剂：如果孕妇有吸烟或服用镇静剂的习惯，将导致胎儿活动力减低、胎儿体重过轻甚至早产，孕妇应在怀孕前戒除不良习惯。

2. 胎动减少

（1）胎动只有平时基数的一半。

（2）每小时胎动少于 3 次。

3. 脐带绕颈

在检查中一旦得知胎儿脐带绕颈，准妈妈们都会很紧张。其实脐带绕颈是检查中经常发生的现象，准妈妈要放宽心，首先要学会数胎动，保持睡眠侧卧位。定期检查胎儿的情况，发现问题及时就诊。

4. 监测胎动

孕 28 周后，孕妇需严密监测胎动，以确保胎儿的生命安全，应该以 24 小时作为 1 个周期来观察胎儿的胎动是否正常。当胎动规律发生变化时，胎动次数少于或者超出正常胎动次数时，都要格外小心。

二、相关指引与内容

（一）异常胎心监护的处理

1. 胎心监护

当胎心率大于 160 bpm 或小于 110 bpm，且持续 10 分钟以上时，则可以认为胎心监护异常。如果胎心监护时胎儿动得比较少，不要太着急，因为胎儿可能正在睡觉，这时可以轻轻推揉摇晃腹部将胎儿唤醒，再持续做 20 分钟。如果胎心监护一直没有得到满意的结果，但是也没有任何证据说明胎儿在子宫内处于缺氧状态，那么医生可能会建议孕妇进行缩宫素激惹试验。催产素激惹试验是使用低浓度的缩宫素诱发宫缩，通过胎心监护了解胎心率在宫缩时的变异情况。因为一旦胎儿在子宫内处于缺氧的状态，那么将在宫缩时出现异常的胎心率，此时医生就会发现问题，并及时予以处理。

2. 胎心监测的操作配合

（1）胎心监护的操作方法：做胎心监护时，胎心监护操作者会把两个探头绑在孕妇的肚子上。一个用来监测胎儿的心跳，另一个用来记录宫缩情况。同时，孕妇手握一个按钮，当感觉胎儿动时，按下按钮。每次胎心监护通常持续 20 ～ 40 分钟。医生会在孕妇的腹部涂上超声耦合剂，监护主机可以显示即时的胎儿心率及子宫收缩的频率和强度，能够实时监测其变化，同时胎心监护仪还会把胎心和宫缩情况记录在纸上。

（2）看懂胎心监护图：胎心监护图一般会有两条曲线，一条记录的是胎心率的变化，另一条记录的是宫缩情况。正常的胎心率基线在 110 ～ 160 bpm，在无宫缩状态下监护 20 分钟，如果有正常的胎心率基线，同时有两次或以上的胎动伴胎心率加速大于等于 15 bpm，持续时间大于等于 15 秒，那么胎心监护结果就是正常的，或者叫"胎心监护反应型"，记作 NST（＋）。如果胎心率基线大于 160 bpm，持续超过 10 分钟，为胎儿心动过速；胎心率基线大于 180 bpm 时为重度胎儿心动过速；胎心率基线小于 110 bpm 时为胎儿心动过缓；胎心率基线小于 100 bpm 时为严重胎儿心动过缓。

3. 胎心监护的注意事项

（1）孕期满 35 周后，就可以每周做一次胎心监护，直到胎儿顺利分娩。

（2）每次胎心监护的时间大约是 20 分钟。如果发现异常，可以适当延长监护时间。

（3）不要选择在饥饿状态下进行胎心监护，因为此时胎儿不喜欢动。做胎心监护前最好吃些东西，比如巧克力，这样可以刺激胎儿动得更多。

（4）要选择一天中胎动最频繁的时间段进行胎心监护，避免不必要的重复。

（5）孕妇在做胎心监护前最好先去洗手间，因为有时可能要在胎心监护仪旁待上40分钟。

（6）孕妇在做胎心监护时最好采用平卧位或半坐卧位，可以在背后垫个靠垫，但注意避免长时间平卧位。

（7）由于胎心位置因胎位而异，若胎头朝下，在孕妇肚脐的右下方或左下方听；若臀在下，那就在肚脐的右上方或左上方听。最简单的方法是，在产检时请医生帮忙确定，然后记住这个位置即可。

（陈杰珠）

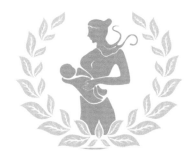

下编 | 产妇照护

第四章 五级产妇照护师考核相关知识与实训

 第一节 阴道产产妇生活与照料

学习目标

1. 了解阴道产产妇饮食配置。

2. 熟悉阴道产产妇休养环境要求。

3. 掌握卧室清洁通风方法。

4. 掌握阴道产产妇在床上洗头的方法。

5. 掌握阴道产产妇如厕方法。

6. 掌握会阴抹洗方法。

一、相关知识

（一）阴道产

1. 概述

阴道产是一种分娩方式，是一种产力、产道、胎儿和精神的心理四个因素均正常且能互相适应，胎儿经阴道分娩的方式，包括顺产、钳产和吸引产。

2. 阴道产对胎儿/新生儿及产妇的影响

（1）阴道产对胎儿/新生儿的影响。

一是阴道产的过程使新生儿的脑部发育更加完善。在分娩过程中，子宫有节律地收缩，对胎儿产生一种良性刺激，胎儿随着子宫的收缩及宫口扩张而下降，进而通过产道。胎儿头部受到子宫及产道挤压，这可以提高胎儿呼吸中枢的兴奋性，且有利于胎儿娩出后正常呼吸的建立。此外，子宫收缩时胎儿头部受压，刺激了胎儿的脑部血液循环，有利于完善胎儿脑部的发育，使新生儿更加聪明。并且在分娩过程中，胎儿在产道里会受到触觉、痛觉及味觉等感觉的锻炼，不但有利于新生儿中枢神经系统及前庭功能的发育，而且对新生儿感觉统合能力的建立和完善，对今后性格发育及运动能力均有好处。值得一提的是，因为分娩过程中子宫的收缩是有节律的，有张有弛，这使胎儿在接受刺激的同时能够得到间断的休息，从而能使胎儿更好地耐受整个分娩过程。

二是阴道产有利于胎儿呼吸功能的建立。有研究显示，剖宫产是足月儿发生湿肺的危险因素之一。在分娩过程中，胎儿肺部随着规律宫缩可得到锻炼，从而促进胎儿肺的成熟；此外，在规律宫缩及产道的挤压作用下，可将胎儿呼吸道内的黏液和羊水排挤出来，这有利于胎儿娩出后肺的扩张，从而降低新生儿发生肺透明膜病、吸入性肺炎及湿肺的概率。研究显示，经过产道的挤压，新生儿可排出大于 20 mL 或 1/3 的肺内液体，从而降低湿肺及吸入性肺炎发生的风险。如前所述，胎头受压也刺激了呼吸中枢，这也有利于新生儿呼吸功能的建立。综上所述，自然分娩更有利于新生儿呼吸功能的建立，降低新生儿湿肺发生的概率；而剖宫产使胎儿在以上几个方面的锻炼不足，因此增加了新生儿发生湿肺、肺炎等呼吸系统疾病的概率。

三是阴道产有利于母乳喂养，提高新生儿免疫力。乳汁的分泌受垂体前叶催乳素的调控，在分娩过程中，催产素的释放促进子宫收缩的同时也促进了催乳素的释放，这为产后乳汁的分泌做好准备。研究显示，自然分娩产妇血清中泌乳素水平明显高于剖宫产术分娩产妇。有研究显示，我国自然分娩的产妇，在产后 4 个月内的纯母乳喂养率是经剖宫产术分娩产妇的 2.15 倍。自然分娩的产妇可以尽早下床活动，并且尽早进食，这有利于乳汁的产生及产妇进行母乳喂养。剖宫产术后的产妇由于失血量较自然分娩的产妇多，且术后需禁食一段时间，不利于乳汁的分泌及母乳喂养，影响了最终的纯母乳喂养率。此外，母乳喂养可使新生儿获得更多的抗体，增强新生儿的抵抗力。

（2）阴道产对产妇的影响。

第一，阴道产对产妇的损伤小、出血少，生产完当天即可下床走动，恢复起来比较快，还能避免宫腔手术操作可能带来的感染等产后并发症。

第二，阴道产产妇恢复快，住院时间较剖宫产产妇短。

第三，阴道产产后可立即进食，并能及早照看宝宝。

第四，阴道产可调节体内激素，乳汁分泌等自然现象出现更早，以便宝宝迅速吃到母乳。

第五，阴道产的产妇怀二胎时，自然分娩的概率更大一些，不用担心瘢痕子宫需再次手术分娩。

（二）月子期间的休息与起居

1. 保证充分的休息

由于产妇在分娩时消耗了大量的体力，加之出血、出汗，因此产后一定要注意充分地休息。产褥期应保证产妇有充足的睡眠，学会与孩子同步休息。这样有助于体力恢复，也可提高产妇的食欲，促进乳汁的分泌。产后视个体具体情况进行力所能及的家务劳动，1个月后可逐渐恢复至正常活动。但产褥期应避免蹲位姿势或重体力劳动，以免造成日后子宫脱垂和阴道壁膨出。

2. 穿着要薄厚适中

产妇的内衣、内裤应选购透气性好、无不良刺激、吸汗的纯棉织品，应宽大舒适。衣着要常换，特别是贴身内衣、内裤最好一天一换，以保持卫生，防止感染。产妇的穿、盖应适中，以不感到过冷、过热为宜，尤其是夏天，切忌穿得过厚，以免影响机体散热。老一辈人常说，产妇生产后，一定要在家中静养，不能出门，也不能下地运动，无论什么季节，哪怕是夏天也要穿上厚厚的棉衣，盖上棉被，门窗紧闭，不能开窗透气，以免受风，也就是我们常说的"捂月子"。其实，这种做法是十分不科学的。月子期的产妇身体机能尚未完全恢复，抵抗力也较常人低，室温过高、空气不流通都会导致细菌增加，不利于产妇身体的恢复，且长时间不照射阳光，不利于钙的吸收，对于宝宝和产妇的身体健康都是十分不利的。科学的做法是在这段时期，保持室内清洁、通风良好，适当地打开空调、电扇等，保持室内阳光照射充足，适当地外出运动，穿着服饰尽量宽松不要过紧。

3. 营造舒适的休养环境

舒适的环境有利于产妇休养和调节心情，使产妇和婴幼儿得到充分的休息。产后休养环境的要求包括以下 4 个方面。

（1）产妇的卧室要保持空气流通，并经常将门窗打开通风换气，使室内空气新鲜，排除汗味、乳味、恶露血腥味。但产妇的身体相对虚弱，抵抗风寒能力较差，特别是妊娠时骶髂韧带松弛，一旦受风、受湿、受寒，极易导致腰部疼痛，因此产妇不能直接吹风，要注意避风寒湿邪。此外，要保持卧室清洁整齐，光线柔和。因为这样的环境可以帮助产妇保持身心愉悦，促进睡眠，利于身体的恢复；并且还可以预防病毒和细菌的感染。

（2）室内保持适宜的温度和湿度，可用空调或暖气调节室温，用加湿器来调节湿度，夜间也可在卧室放一盆水以增加空气湿度。产妇居住的环境不宜敞、漏、湿，卧室更需要注意保温、舒适；房间通风，要根据产妇的体质和四季气候而定。产妇卧室采光要明暗适中，要选择朝向好和有阳光照射的房间作为产妇卧室，这样可以避免夏季过热，冬季又能得到充足的阳光照射，保证居室温暖。

（3）产妇休息的卧室建议不要放置花卉，尤其是芳香花木，避免引起产妇和新生儿过敏反应，影响健康。

（4）建议产妇家中不养宠物，注意美化环境。美观的环境能让产妇更愉快，适当的环境布置有助于宝宝早期感觉功能的训练，并让宝宝感受家庭的温馨。

（三）产褥期营养保健

产妇由于分娩时体力消耗大，身体变得异常虚弱，机体抵抗力、免疫力明显下降，消化能力减弱，身体内各器官需要恢复。为了使产妇的身体尽快恢复到孕前状态和水平，一方面，应尽快、及时而均衡地补充足够的高质量营养；另一方面，产妇还担负着哺乳的重任，产妇营养的好坏，直接影响新生儿的发育和健康。因此，产妇的饮食营养非常重要。

1. 产褥期常见营养问题

（1）产后缺钙：产妇每天大约需摄取钙 1.2 g，才能使分泌的每升乳汁中含有钙 0.3 g 以上。乳汁分泌量越大，需要的钙就越多。由于产妇在产后体内雌激素水平较低，泌乳素水平相对较高。因此，在月经未复潮前骨更新钙的能力较差，乳汁中的钙往往会消耗过多人体内的钙。这时，如产妇不补充足量的钙就会引起腿脚抽筋、腰酸背痛、牙齿松动、骨质疏松等"月子病"，还可能会导致婴儿发生佝偻病，影响婴儿牙齿萌出、体格生长和神经系统的发育。

（2）产后贫血：产妇因产前有贫血症状或分娩时出血过多导致产后身体虚弱，称为产后贫血。产后贫血多由产妇在分娩过程中出血过多所引起，主要表现为头晕、心慌、乏力、气短、面色苍白或萎黄、食欲减退等，这对产妇本身和婴幼儿发育均可造成不良影响。

（3）产后缺乳：产后乳汁分泌少或完全无乳，称为缺乳。产妇的营养状况、情绪、休息和运动等都可影响乳汁分泌。任何精神上的刺激，如忧虑、惊恐、悲伤等，都会减少乳汁分泌。

（4）产后便秘：由于产褥期胃肠功能减弱，肠蠕动较慢，肠内容物在肠内停留时间长，使水分被吸收，容易造成大便干结；同时，由于妊娠期腹部过度膨胀，使腹部肌肉和盆底组织松弛，产妇排便力量减弱；加上产后人体虚弱，不能够依靠腹压来协助排便，因此产妇经常出现便秘现象。此外，若饮食结构不合理，蔬菜、水果吃得少，也会减少对消化道的刺激作用，使肠蠕动减弱，影响排便。

2. 月子餐的饮食误区

（1）产妇为了瘦身，只吃水果。很多产妇为了尽快恢复体形，在月子期就开始多吃水果，少吃甚至不吃饭。其实，月子期要尽量避免偏凉性水果，因为食用后可能会影响恶露排出，产妇应该适量进食温性水果。

（2）产后马上进食大补的食物，唯恐奶水不充足。这在过去食品种类不丰富、缺油少粮的年代确实有一定的道理，但现在看来，大可不必。按照现在的医学观点，生完宝宝后前两周最好不要进食大补食物，因为大补食物可能会加重身体的负担，并且影响恶露的排出。

（3）过分忌食一切腥膻之物。产妇产后需要补充蛋白质来促进乳汁分泌，饮食应多样化，仅吃一两样食物是不能满足身体需要的。

（4）一天吃10个鸡蛋。鸡蛋富含丰富的营养，并且也容易消化，适合产妇食用。但并不是吃得越多就越好，吃太多不仅吸收不了，还会影响对其他食物的摄取。一般产后每天吃2～3个鸡蛋就足够了。

3. 产褥期营养原则（见图4-1）

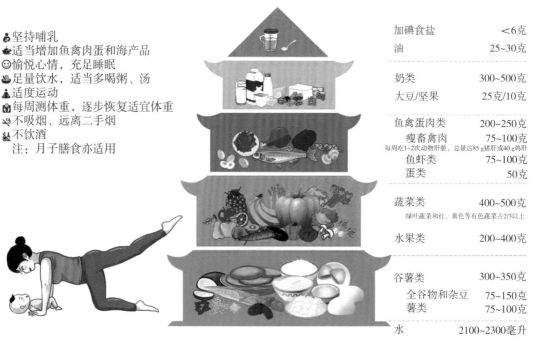

图4-1　中国哺乳期妇女膳食宝塔[①]

（图片来源：http：//www.mcnutri.cn/Images/@Cmsfy_e56949d4-6093-4a47-8953-435123a9868a.jpg。）

乳母的营养状况不仅关系到对产妇预后的影响，而且是产妇泌乳的基础，如果哺乳期产妇营养不足将会减少乳汁分泌量，降低乳汁质量，并影响母体健康。此外，产后情绪、心理、睡眠等也会影响乳汁分泌。有鉴于此，《中国哺乳期妇女膳食指南（2016）》推荐在一般人群膳食指南基础上产妇应增加以下 5 条：

（1）增加富含优质蛋白质及维生素 A 的动物性食物和海产品，选用碘盐。

（2）产褥期食物应多样，但不过量，产妇应重视整个哺乳期的营养摄入。

（3）愉悦心情，睡眠充足，促进乳汁分泌。

（4）坚持哺乳，适度运动，逐步恢复适宜体重。

（5）忌烟酒，避免浓茶和咖啡。

4. 饮食配置方法

（1）产后第一周。产妇身体仍处在极度虚弱的状态，并且肠胃的蠕动也较差，对食物的消化与营养吸收功能尚未恢复，饮食要考虑产妇的身体状况，可以针对性地选择以下食物：

1）红糖水：产妇在分娩过程消耗大量的精力与体力，加之失血过多，急需补充大量铁质。红糖水不仅补血，还能促进产妇产后恶露排出，非常适合产后第一餐食用。不过喝红糖水的时间不能太长，一般来说，以产后 7～10 天为佳。

2）鸡蛋：鸡蛋富含丰富的营养，有助于产妇恢复体力，维护神经系统的健康，减少产后抑郁情绪。产妇如果感觉消化情况较好，产后第二餐可以尝试吃鸡蛋。每天吃 2～3 个鸡蛋（水煮或是蛋羹），但要注意分为两餐进食。

3）小米：小米中含有丰富的维生素 B 和膳食纤维，它能帮助产妇恢复体力，并刺激肠蠕动，增加食欲。

4）猪肝：猪肝作为补气养血的主食，以每天食用 100 g 左右为佳。第一周是产妇排恶露的黄金时期，产前的水肿以及身体多余水分也会在此时排出，推荐适量进食猪肝。不宜给产妇喝过多鸡汤、鸽子汤等，因为产妇的乳腺管尚不通畅，过早饮用大量"下奶汤"会导致乳汁淤积、乳房胀痛，甚至出现发热症状。

5）米酒水、老姜、麻油：自古以来，人们将米酒水、老姜和麻油作为坐月子烹调的食物。老姜可以祛寒，温暖子宫并帮助恶露排出。麻油则有利于子宫收缩，促进子宫复旧。需要注意的是，一旦恶露停止，麻油和酒的使用量也应该相应地减少。

产后第一周食谱

1. 芝麻小米瘦肉粥（功效：养肝益血）

（1）原料：黑芝麻、瘦肉、盐。

（2）做法：黑芝麻小火炒熟备用。瘦肉切成肉粒，生姜切丝，用盐调味、搅匀。小米、大米同时放入锅内煮熟（稠），将腌制好的瘦肉放入粥内，小火煮开，加适量的盐，盛盘。将炒好的芝麻放入粥内即可。

> 2. 淮山香菇炖乌鸡（功效：补血养胃）
> （1）原料：乌鸡、淮山、香菇、老姜。
> （2）做法：乌骨鸡半只去脚、去头、去皮、去内脏；淮山去皮切大块；香菇用温水浸泡。乌骨鸡氽烫一下，备用。将香菇、乌骨鸡、老姜放入锅内，大火烧开 5 分钟，转小火煮 20 分钟，最后放入淮山煮 10 ～ 15 分钟，加盐调味即可。

（2）产后第二周。

1）水 + 蛋白质：母乳中有 70%～80% 为水分，所以母乳充足的重点就在于水和蛋白质的摄取，如鸡肉、鸭肉、鱼类等，最好的方式是炖、煮或者煲汤，既增加营养，还可促进乳汁分泌，但是乳汁的量并不与产妇喝汤的量成正比，所以不必为了乳汁的充足而一个劲地喝汤。

2）适当多吃一些促进乳汁分泌的食物，如用鲫鱼、鲢鱼、猪蹄等烹饪的汤汁。猪蹄和花生都是催奶的好汤料，花生不但能保持乳腺畅通，而且兼顾养血止血之功效；猪蹄富含胶原蛋白。鲫鱼本身具有很高的营养价值，鲫鱼汤一直被视为催奶佳品。

3）药膳催乳：中医里有一些药膳也有很好的催乳功效。药膳是药物与食物的有机结合，既营养又催乳，一举两得。

知识链接

催乳药膳

黄芪猪蹄汤：适量黄芪、通草及猪蹄同炖而成。黄芪味甘、性温，以补虚为主；通草则主清热利湿、通气下乳；猪蹄富含蛋白质和脂肪，可以补血活血，非常适合产妇下乳。

王不留行炖乌鸡：由王不留行与乌鸡同炖而成。王不留行能行血通经，乌鸡可滋补肝肾，益气补血，滋阴清热，可帮助产妇恢复身体、促进乳汁分泌。

（3）产后第三周：坐月子期间，哺喂母乳的产妇除了要注重自身营养，还要兼顾宝宝的健康，每天所需的热量为 3000 kcal 左右，而添加配方奶的产妇每天所需的热量为 2400 ～2600 kcal。营养学家指出，产妇每天蛋白质的摄入量应为 95 g，因为只有摄取充足且高质量的蛋白质，才能让产妇拥有好的体质来为宝宝提供优质母乳。

1）牛奶 + 鸡蛋：食物中，瘦肉、鸡肉、鸭肉、动物肝脏、蛋、牛奶、羊肉、牛肉等都含有丰富的蛋白质。牛奶和鸡蛋中的蛋白质氨基酸比例最适合人类，其中含有的脂肪也容易被人体吸收。故建议产妇多食用牛奶和鸡蛋。

2）大豆：大豆中含有丰富的植物性蛋白质，维生素 A、B 族维生素和钙等，每天吃两餐含有大豆的食品（如豆浆、豆腐等），对产妇乳房健康很有帮助。

3）坚果：坚果类食物（如花生、核桃、杏仁、芝麻等）含有丰富的高品质蛋白及大量的抗氧化剂——维生素 E，维生素 E 可以帮助产妇乳房组织更富弹性，提高身体免疫力。

（4）产后第四周：蔬菜中的纤维素不仅可以帮助产妇促进食欲，防止产后便秘的发生，而且还能吸收肠道中的有害物质，促进毒素排出。另外，蔬菜中大量的维生素有利于产妇的精神恢复，避免发生产后抑郁。

1）黄豆芽：黄豆芽中含有大量蛋白质、维生素 C 及纤维素，蛋白质是组织细胞生长的主要原料，能帮助产妇修复生产时受损的组织，维生素 C 能增加血管壁的弹性和韧性，防止出血，而纤维素能通肠润便，促进消化。

2）莲藕 + 胡萝卜：莲藕中含有大量的淀粉、维生素及矿物质，营养丰富，清淡爽口。产妇多吃莲藕，不仅能清除体内淤血、帮助消化、增进食欲，还能促使乳汁分泌，有助于对宝宝母乳喂养。

3）食用菌：银耳、黑木耳、猴头菇、香菇等食用菌类富含纤维素，是天然的生物反应调节剂，能帮助产妇重建身体免疫系统。多吃食用菌还可促进产妇的乳房健康。

（四）饮食举例

1. 产后 1～3 天饮食

（1）小米红糖粥。小米红糖粥是一款产后补血食谱。小米营养丰富，所含的蛋白质、脂肪、铁、维生素 B 及其他微量元素均比大米多。红糖含铁量很高，适用于失血较多的产妇，尤其适用于剖宫产排气后的前几天食用。

1）原料：小米 80 g；调料：红糖 10 g。

2）做法：①将小米淘洗干净，放入锅内加水，旺火烧开后，转小火煮至黏稠。②食用时，加入适量红糖搅匀，再煮开，盛入碗内即成。

（2）陈皮粥。陈皮含有挥发油、橙皮甙、维生素 B、维生素 C 等成分，可促进消化液的分泌，排除肠管内积气，增加食欲。

1）原料：陈皮 30 g，大米 20 g；调料：水 2 碗。

2）做法：大米洗净与陈皮加水一起煮开，开花就可。煮成粥后，只喝粥水，不吃渣。

（3）萝卜汤。萝卜汤具有增强肠胃蠕动、促进排气、减少腹胀并使大小便通畅的作用。

1）原料：萝卜 300 g，筒骨 400 g；调料：盐 1 g，姜 2 g。

2）做法：①将萝卜去外皮，切成块状；筒骨洗净剁碎后放入开水中去除血水；姜切成片。②将上述材料放入锅内过水后，倒入煲锅中，先用大火煮半小时，后转文火慢熬 1 小时。

一日食谱

早点：素蛋羹（鸡蛋 50 g），牛奶 50 g，橘子 50 g。

午餐：大米红豆稀饭（大米 150 g，红豆 10 g，红糖 10 g）；鸡蛋炒菠菜（鸡蛋 50 g，菠菜 100 g）。

午点：豆腐脑 100 g，橘子 100 g。

晚餐：小米稀饭（小米 110 g，红糖 10 g）；煮鸡蛋 50 g；白菜炖豆腐（白菜 100 g，豆腐 50 g，发菜 20 g）；紫菜汤（紫菜 10 g，虾皮 10 g）。

晚点：玉米面粥（玉米面 50 g）；芝麻 10 g；牛奶 150 g。

2. 产后第二周饮食

（1）杜仲有利于骨盆的恢复。产后第 8 天起可开始食用，一天的分量为 3 钱（1 钱 = 5 g），可装入胶囊中，或磨成粉状与炒腰子同食。阴道产者吃 1 周即可，剖宫产或流产者，可吃 2～3 周。

（2）白饭或糙薏仁饭。用糙薏仁或白米加入米酒水煮成饭，每日约两碗。

（3）炒猪腰。产后第 8～14 天可食用不掺水的麻油猪腰，这有助于产妇的新陈代谢以及促进骨盆腔与子宫收缩。

1）原料（一天份）：猪腰一副（即两个）、老姜（产妇体重每 10 kg 需 6 g）、麻油（产妇体重每 10 kg 需 6 mL）、米酒水（产妇体重每 10 kg 需 60 mL）。

2）做法：①猪腰用米酒水洗净后，切成两半，剔除白色尿膜。②将清理干净的猪腰在表面斜切数条裂纹，切成 3 cm 宽的小片。③老姜刷洗干净，连皮一起切成薄片。④将麻油倒入锅内，用大火烧热。⑤放入老姜，转小火，爆香至姜片的两面均"皱"起来呈褐色，但不可焦黑。⑥转大火，放入猪腰片快炒至变色。⑦加入米酒水煮开关火。

（4）油饭（用糯米调理的食物）。产后第 2 周起可吃些油饭，油饭能防止产妇内脏下垂。猪肉、香菇、虾米的美味会渗入糯米，是相当好吃的料理。油饭每日约两碗，但需分为两次以上食用。

1）原料（4～5 人份）：糯米 300 g、去柄香菇 30 g、猪肚尖 100 g、带皮红萝卜 30 g、大蒜 30 g、带皮的五花肉 60 g、虾米 30 g、米酒水适量、纯麻油适量、带皮老姜适量。

2）做法：①糯米洗过后，置于滤水盆滤干水分。②将洗过的糯米放入冷的米酒水中，米酒水需盖过糯米，泡 8 小时，隔天沥干，泡过的米酒水要另外置于容器内留下备用。③将去柄的香菇和虾米泡入步骤 2 留下的水里，泡软后香菇切成粗丝。④带皮老姜与五花肉、猪肚尖及带皮红萝卜均切成粗丝。⑤锅内加热后放入 4 汤匙纯麻油，将带皮老姜丝和大蒜片下锅炒成浅褐色并具有香味。⑥加入虾米、香菇、猪肚尖、五花肉及红萝卜，炒至香味出来即取出。⑦锅内重新加热，放入 3 汤匙纯麻油，糯米下锅炒至有黏性，再加入步骤 6 中的材料一起炒。⑧将炒好的材料装入锅内，并加入泡过虾米及香菇的米酒水。米酒水的分量需盖过所有的材料。⑨放入蒸笼（或电饭锅）内，蒸熟即可食。

（5）产后第二周起，每日可食用少量的红萝卜或红苋菜等红色蔬菜。用麻油与姜一起炒，再加些米酒水使之沸腾后煮烂即可食。每日的分量约为2小盘。

3. 产后第三周饮食

（1）麻油鸡。经过第一周的"排泄"及第二周的"收缩"后，第三周可以开始吃培养产后体力最佳的调养品——麻油鸡。麻油鸡所用的鸡肉最好是老的土鸡（母鸡最佳）。最好用全鸡，要带有内脏的（去胆即可）。

1）原料（2天份）：老母鸡1只、带皮老姜（每100 g鸡肉需老姜10 g）、米酒水（每100 g鸡肉需米酒100 mL）、纯麻油（每100 g鸡肉需纯麻油10 mL）。

2）做法：①鸡去胆、鸡肚内膜与爪，鸡肉用米酒水洗净，切成块状。②老姜刷干净，连皮一起切成薄片。③将麻油倒入锅内，用大火烧热。④放入老姜，转小火，爆香至姜片的两面均"皱"起来，呈褐色，但不焦黑。⑤转大火，将切块的全鸡放入锅中炒，直到鸡肉约七分熟。⑥将已备好的米酒水由锅的四周往中间淋，全部倒入后，盖锅煮，米酒水滚后即转为小火，再煮上30～40分钟即可。

（2）花生猪脚汤。花生猪脚能帮助产妇分泌乳汁，使乳汁充足，产妇可于产后的第三周起适量食用。

1）原料（3天份，按每kg体重计算食物分量）：花生（2 g）、虾（2 g）、猪脚（7 g）、老姜（1 g）、干燥的去柄香菇（0.3 g）、麻油（1 mL）、米酒水少许（约2500 mL）。

2）做法：①香菇要泡在10倍量的米酒水中（从上述分量的米酒水中取得），泡8小时后切丝待用。②花生放入水中滚开，稍凉趁热将膜去掉剥成两半，取掉胚芽。③麻油加热后，放入老姜爆透。④将猪脚放入锅内炒至外皮变色为止，然后取出。⑤放入花生炒一会儿，加入猪脚和老姜，最后加香菇、虾和米酒水。⑥加盖烧滚后，装入炖锅慢炖约8小时。

催奶食谱的制作

　　产后产妇自身的营养得不到补充，必然影响乳汁的分泌，影响乳汁的营养成分。哺乳期产妇作为特殊人群，对饮食与一般人群相比较有着特殊的要求，下面为哺乳期产妇介绍几款健康美味的催乳食谱。

　　1. 墨鱼炖乌鸡

　　原料：墨鱼250 g、甲鱼1只、乌鸡1只。

　　制作方法：先将甲鱼去掉内脏，把墨鱼的骨去掉，然后处理好乌鸡；接着加入适量的水，然后用大火煮沸，再改文火慢炖1个小时，最后加入适量的调味品即可食用。

　　功效：乌鸡内含丰富的黑色素、蛋白质、B族维生素等18种微量元素，胆固醇和脂肪含量却很低，具有调节生理机能、提高人体免疫力、养血的功效。哺乳期女性适当多吃有利于促进乳汁分泌、提高乳汁营养、促进淤血的排出等。

2. 山药玉米莲藕排骨汤

原料：猪大排1根、山药250 g、藕250 g、姜2片、甜玉米1根、水8碗。

制作方法：①将排骨斩断，放水里煮开，去掉浮沫和血水后用清水冲洗备用，山药去皮切块备用；莲藕去皮切段并冲洗干净藕孔里的泥土，甜玉米切件，准备2片生姜；②将排骨、姜和清水一起倒入汤锅里，大火煮开；③将莲藕和玉米放入煮开的汤锅里，烧开后转小火煲2小时后加盐调味即可食用。

功效：藕中含有大量的淀粉、维生素和矿物质，营养丰富，清淡爽口，能够健脾益胃、润燥养阴、活血化瘀、清热生乳。产妇多吃莲藕，能及早清除腹内积存的瘀血，增进食欲，帮助消化，促使乳汁分泌，有助于对新生儿的喂养。

3. 豆腐鲫鱼汤

原料：鲫鱼2条、豆腐1块、色拉油适量、食盐5 g、姜4片、白胡椒少许、香菜2根。

制作方法：①鲫鱼去鳞剖肚收拾干净后彻底冲洗干净备用，沸腾的水中放入半茶匙盐，将豆腐放入焯煮1分钟后切小块；②锅内放油，稍热后放入姜片，将鱼放入两面煎至金黄色；③汤锅内注入约2/3的水，大火烧开后将煎好的鱼连同姜片一起倒入，始终保持大火；④待汤色转白时放入豆腐块继续大火煮10分钟，调入白胡椒粉；⑤待汤色完全像牛奶一样白时熄火，调入盐和香菜即可食用。

功效：鲫鱼所含的蛋白质质优、齐全，易于消化、吸收。豆腐营养丰富，含有铁、钙、磷、镁等人体必需的多种微量元素，还含有糖类、植物油和丰富的优质蛋白。鲫鱼豆腐汤是产后产妇催奶的必备食谱，不仅能够帮助下奶，常食还可增强抗病能力。

（五）参考食谱

1. 产后第一周食谱（见表4-1）

表4-1　产后第一周食谱

	周一	周二	周三	周四	周五	周六	周日
早餐	芝麻小米瘦肉粥	芝麻小米瘦肉粥	赤豆瘦肉粥	海带蛋花粥	海带蛋花粥	黄花菜蛋花粥	芝麻小米瘦肉粥
点心	八宝粥	八宝粥	八宝粥	赤豆红枣牛奶汤	赤豆红枣牛奶汤	赤豆红枣牛奶汤	赤豆红枣牛奶汤
午餐	1. 黑白饭 2. 番茄猪腰汤 3. 豆芽肉丝	1. 黑白饭 2. 莲子红枣乌鸡汤 3. 丝瓜毛豆	1. 黑白饭 2. 芋芀牛肉枸杞汤 3. 木耳蒸鲈鱼	1. 黑白饭 2. 番茄猪腰汤 3. 清炒鳝丝	1. 黑白饭 2. 莲子红枣乌鸡汤 3. 芦笋肉片	1. 黑白饭 2. 芋芀牛肉枸杞汤 3. 清蒸鳜鱼	1. 黑白饭 2. 黑豆红枣鲫鱼汤 3. 茭白猪肝
点心	牛奶炖蛋	牛奶炖蛋	牛奶炖蛋	银耳莲子羹	银耳莲子羹	银耳莲子羹	牛奶炖蛋

（续上表）

	周一	周二	周三	周四	周五	周六	周日
晚餐	1. 黑白饭 2. 腐竹山药百合瘦肉汤 3. 白灼虾	1. 黑白饭 2. 木瓜鲜鱼汤 3. 香菇肉片	1. 黑白饭 2. 淮山香菇炖乌鸡 3. 金针菇牛肉	1. 黑白饭 2. 腐竹山药百合瘦肉汤 3. 西兰花虾仁	1. 黑白饭 2. 木瓜鲜鱼汤 3. 虾仁蒸豆腐	1. 黑白饭 2. 淮山香菇炖乌鸡 3. 木耳炒面筋	1. 黑白饭 2. 淮山圆肉炖乌鸡 3. 青豆虾仁
点心	新鲜水果孕妇奶粉	新鲜水果孕妇奶粉	新鲜水果孕妇奶粉	新鲜水果孕妇奶粉	新鲜水果孕妇奶粉	新鲜水果孕妇奶粉	新鲜水果孕妇奶粉

备注：

（1）黑白饭由黑米、血糯米、白米混合而成。

（2）八宝粥由黑芝麻、黑米、百合、红枣、莲子、银耳、核桃、红糖混合而成。

（3）乌鸡每次半只，乌骨鸡蛋每天 1 个。

（4）喝汤时一定要将汤中的材料一并吃完。

2. 产后第二周食谱（见表 4 - 2）

表 4 - 2　产后第二周食谱

	周一	周二	周三	周四	周五	周六	周日
早餐	猪肝枸杞粥	黑木耳肉末粥	黑木耳肉末粥	红薯瘦肉粥	红薯瘦肉粥	花生瘦肉粥	猪肝枸杞粥
点心	木瓜牛奶羹	木瓜牛奶炖蛋	木瓜牛奶炖蛋	木瓜牛奶炖蛋	木瓜牛奶炖蛋	木瓜牛奶炖蛋	木瓜牛奶炖蛋
午餐	1. 薏仁饭 2. 黑豆红枣鲫鱼汤 3. 清蒸鲈鱼	1. 薏仁饭 2. 卷心菜瘦肉香菇汤 3. 茄汁霸鱼	1. 薏仁饭 2. 黄豆鲈鱼汤 3. 香菇炒鸡柳	1. 薏仁饭 2. 黑豆排骨汤 3. 清蒸带鱼	1. 薏仁饭 2. 莲子红枣乌鸡汤 3. 醋焖炒丁鱼	1. 薏仁饭 2. 芋芳牛肉枸杞汤 3. 金针菜肉丝	1. 薏仁饭 2. 黑豆红枣鲫鱼汤 3. 清炒蛏子
点心	新鲜水果孕妇奶粉	新鲜水果孕妇奶粉	新鲜水果孕妇奶粉	新鲜水果孕妇奶粉	新鲜水果孕妇奶粉	新鲜水果孕妇奶粉	新鲜水果孕妇奶粉
晚餐	1. 薏仁饭 2. 南瓜炖乌鸡 3. 蛤蜊炖蛋	1. 薏仁饭 2. 芋芳排骨紫菜汤 3. 丝瓜毛豆	1. 薏仁饭 2. 腐竹山药百合瘦肉汤 3. 番茄牛肉	1. 薏仁饭 2. 竹苏乌鸡汤 3. 木耳白菜炒肉片	1. 薏仁饭 2. 木瓜鲜鱼汤 3. 丝瓜毛豆	1. 薏仁饭 2. 淮山香菇炖乌鸡 3. 白灼基围虾	1. 薏仁饭 2. 芋芳排骨紫菜汤 3. 芦笋炒肉片
点心	新鲜水果孕妇奶粉	新鲜水果孕妇奶粉	新鲜水果孕妇奶粉	新鲜水果孕妇奶粉	新鲜水果孕妇奶粉	新鲜水果孕妇奶粉	新鲜水果孕妇奶粉

备注：

（1）每餐要保证足够的深绿色蔬菜，品种不限。

（2）水果品种不限，吃之前要用温水温热。

孕产妇照护手册

3. 产后第三周和第四周食谱（见表4-3和表4-4）

表4-3　产后第三周食谱

	周一	周二	周三	周四	周五	周六	周日
早餐	虾干紫菜粥	瑶柱粥	莲子瘦肉粥	核桃仁瘦肉粥	莴苣瘦肉粥	黄花菜蛋花粥	赤豆瘦肉粥
点心	新鲜水果 孕妇奶粉	新鲜水果 孕妇奶粉	新鲜水果 孕妇奶粉	新鲜水果 孕妇奶粉	新鲜水果 孕妇奶粉	新鲜水果 孕妇奶粉	新鲜水果 孕妇奶粉
午餐	1. 五谷杂粮饭 2. 莲藕枸杞瘦肉汤 3. 茭白肉丝	1. 五谷杂粮饭 2. 莲藕枸杞瘦肉汤 3. 清蒸鲈鱼	1. 五谷杂粮饭 2. 木瓜鲜鱼汤 3. 孜然羊肉	1. 五谷杂粮饭 2. 猴头菇银耳瘦肉汤 3. 红烧兔腿肉	1. 五谷杂粮饭 2. 鸡蛋黄花汤 3. 清炒鳝丝	1. 五谷杂粮饭 2. 木耳猪肝枸杞汤 3. 五香鸡腿	1. 五谷杂粮饭 2. 豆腐鱼汤 3. 香菇炒肉
点心	新鲜水果	牛奶炖蛋	牛奶炖蛋	牛奶炖蛋	牛奶炖蛋	新鲜水果	新鲜水果
晚餐	1. 五谷杂粮饭 2. 鸡蛋黄花汤 3. 油爆腰花	1. 五谷杂粮饭 2. 银耳桂圆乌鸡汤 3. 清蒸白米虾	1. 五谷杂粮饭 2. 芥菜豆腐羹 3. 豆芽炒肉	1. 五谷杂粮饭 2. 卷心菜瘦肉香菇汤 3. 清蒸鲈鱼	1. 五谷杂粮饭 2. 木瓜鲜鱼汤 3. 西兰花炒虾仁	1. 五谷杂粮饭 2. 淮山香菇炖乌鸡 3. 金针菇炒肉丝	1. 五谷杂粮饭 2. 丹参炖排骨 3. 红萝卜炒肉丝
点心	新鲜水果 孕妇奶粉	新鲜水果 孕妇奶粉	新鲜水果 孕妇奶粉	新鲜水果 孕妇奶粉	新鲜水果 孕妇奶粉	新鲜水果 孕妇奶粉	新鲜水果 孕妇奶粉

表4-4　产后第四周食谱

	周一	周二	周三	周四	周五	周六	周日
早餐	番茄肉丝面	鸡蛋番茄三明治	花生瘦肉粥	赤豆瘦肉粥	虾仁蛋炒饭	番茄肉丝面	莲子瘦肉粥
点心	新鲜水果 孕妇奶粉	新鲜水果 孕妇奶粉	新鲜水果 孕妇奶粉	新鲜水果 孕妇奶粉	新鲜水果 孕妇奶粉	新鲜水果 孕妇奶粉	新鲜水果 孕妇奶粉
午餐	1. 五谷杂粮饭 2. 番茄胡萝卜乌鸡汤 3. 茭白猪肝	1. 薏仁饭 2. 芋艿排骨紫菜汤 3. 皮蛋豆腐	1. 薏仁饭 2. 芥菜豆腐羹 3. 香菇百合炒肉片	1. 薏仁饭 2. 鲫鱼豆腐汤 3. 番茄牛肉	1. 薏仁饭 2. 莲藕枸杞瘦肉汤 3. 木耳蒸鲈鱼	1. 薏仁饭 2. 猴头菇银耳瘦肉汤 3. 红烧兔腿肉	1. 薏仁饭 2. 莲藕枸杞瘦肉汤 3. 清蒸鲈鱼
点心	新鲜水果 孕妇奶粉	新鲜水果 孕妇奶粉	新鲜水果 孕妇奶粉	新鲜水果 孕妇奶粉	新鲜水果 孕妇奶粉	新鲜水果 孕妇奶粉	新鲜水果 孕妇奶粉
晚餐	1. 五谷杂粮饭 2. 猴头菇银耳瘦肉汤 3. 蛤蜊炖蛋	1. 五谷杂粮饭 2. 腐竹山药百合瘦肉汤 3. 鸡胸肉炒山药	1. 五谷杂粮饭 2. 芋艿牛肉枸杞汤 3. 白灼虾仁	1. 五谷杂粮饭 2. 绿豆百合排骨汤 3. 红烧鸡翅中	1. 五谷杂粮饭 2. 番茄胡萝卜乌鸡汤 3. 丝瓜毛豆	1. 五谷杂粮饭 2. 卷心菜瘦肉香菇汤 3. 清蒸鲈鱼	1. 五谷杂粮饭 2. 银耳桂圆乌鸡汤 3. 清蒸白虾米
点心	新鲜水果 孕妇奶粉	新鲜水果 孕妇奶粉	新鲜水果 孕妇奶粉	新鲜水果 孕妇奶粉	新鲜水果 孕妇奶粉	新鲜水果 孕妇奶粉	新鲜水果 孕妇奶粉

备注：

五谷杂粮饭原料包括：粳米、小黄米、高粱米、黑米、血糯米，烹调之前，要将所有米浸泡在清水中12小时。

（六）活动

早期适量活动，可增强消化功能，有利于恶露排出，避免便秘、褥疮、皮肤汗斑等产后疾病的发生，并能防止子宫后倾等症状。单纯卧床休息对产妇来讲是有害无益的，因此我们鼓励产妇及早下地活动。但下地活动不是指进行大运动量的活动，更不是过早地从事体力劳动。同时，要注意活动的时间不要太长，以免过度疲劳。活动量要根据产妇身体情况，因人而定，需要注意以下几点：

（1）阴道产产妇产后如无头晕、头疼等不适，鼓励及早下床活动。

（2）注意下床眩晕。

1）产妇在分娩时体力消耗过多或失血过多而感到头晕目眩，有时还会伴有食欲不振、恶心、头痛等症状。一般在产后几天内，不适症状随着气血逐渐恢复会慢慢好转，不过有部分产妇也会持续一段时间。因此，产妇第一次下床应有家人或护理人员陪伴协助，下床前先在床上坐5分钟，确定没有头晕、头疼和心悸等不适再起身。

2）下地排便前，要先吃点东西才能恢复体力，以免昏倒在厕所。上厕所的时间如果较久，站起来时动作要慢，切勿突然站起来。

3）如果产妇出现头晕现象，应立刻协助产妇坐下，在原地休息，喝点热水，观察产妇的脸色，等到血色恢复了，再回到床上。

（七）个人卫生护理

1. 身体的清洁

产褥期产妇的会阴部分泌物较多、容易出汗，产妇与新生儿接触的时间最长，如产妇不注意个人卫生容易导致自身及新生儿的感染，因此应指导产妇保持个人卫生。对身体的清洁需要注意以下几点：

（1）沐浴时，注意水温不宜过高。一般水温要求保持在36～38℃，与体温大致相同，避免温度太低导致产妇感冒。

（2）每次沐浴的时间一般在15分钟之内为宜，沐浴时间不能过长。夏季主要是出汗，只要冲洗一下即可。沐浴时最好用清水清洗，如果用沐浴液，宜选用含有天然保湿成分的沐浴用品，这类沐浴液的化学成分较少，对皮肤刺激小。

（3）每次哺乳前应清洁双手，禁止使用肥皂水、酒精、洗涤剂等擦洗乳房，以免除去保护乳头和乳晕皮肤的天然薄膜，从而造成乳头皲裂，影响哺乳。

2. 头发的清洁

由于分娩过程中大量出汗，产后产妇汗液增多，头皮及头发变得很脏会发生不良的气味，因此生产后产妇可以洗头，但必须及时擦干。研究发现，通过洗头、梳头，可帮助产妇去掉头发中的灰尘及污物，保持卫生清洁，避免细菌感染；同时促进头皮的血液循环，增加头发生长所需要的营养物质，避免脱发、分叉或发丝断裂，使头发更密、更亮。洗头可以刺激头皮经络，活跃产妇的精神，为产妇带来舒畅的心情。有实践证明，产后每天洗头、梳头的产妇，日后既没有留下头痛及头皮痛的病根，脱发现象也较少出现。对头发的清洁需要注意以下几点：

（1）一般建议每周2～3次，注意不要用太热的水，避免使用酸性或碱性过强的洗

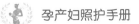

发液。

（2）为避免对母婴造成损害，建议哺乳期产妇使用无害的染发剂和烫发剂。

3. 口腔的清洁

产褥期产妇进食次数较多，吃的东西也较多，如不注重口腔清洁，容易使口腔内细菌繁殖，引发口腔疾病。有不少人盲目信奉"老规矩"——产褥期不能刷牙，结果"坐"一次"月子"毁掉一口牙。产妇每次吃完东西后，应当用温开水漱口。宜选用软毛牙刷轻柔地刷动，每天应刷牙1～2次。产后就应该开始刷牙，需要注意以下几点：

（1）产妇身体较虚弱，对寒冷刺激较敏感。因此，应该用温水刷牙，在刷牙前最好用温水将牙刷泡软，以防对牙齿及齿龈产生较大的刺激。

（2）至少每天早、晚各刷一次，如有吃夜宵的习惯，夜宵后应再次刷牙。

二、相关实训内容与操作规程

（一）卧室清洁通风

【目的】
营造舒适的休养环境，使产妇和婴儿得到充足的休息。

【方法】

1. 操作前准备

（1）用物准备，如水、专用抹布、塑胶手套、室内温度计、湿度计等，必要时还需准备消毒液。

（2）产妇及婴儿离开通风房间。

2. 操作流程

（1）清理杂物，整理床铺。

（2）每天用清水擦拭桌椅等室内用具及拖把。

（3）房间门窗打开使空气对流至少15～20分钟，若消毒液气味未散尽，可继续通风至无味。

（4）通风完毕，调节适宜的温度、湿度，然后按同样的程序对其他房间进行通风换气。

【注意事项】

（1）根据季节调整每天清洁和通风的时间，如夏季可选择早、晚温度较低时，冬季可选择有太阳时。

（2）通风过程中，应注意避免产妇着凉和吹到"穿堂风"（对流风）。

（3）注意通风后室温的变化，天气炎热或寒冷时，可打开空调或暖气，温度以产妇舒适为宜。

（二）床上洗头

【目的】
保持头发清洁。

【方法】

1. 操作前准备

（1）用物准备：马蹄形垫（见图4-2）、大小塑胶垫、浴巾、毛巾、别针、纱布、棉球（以不吸水棉花为宜）、量杯、水壶（内盛43～45℃热水或按产妇习惯调制）、脸盆或污水桶、洗发液、梳子、电吹风。

（2）产妇取仰卧位。

（3）环境准备：室温舒适，以22～24℃为宜，关好门窗。

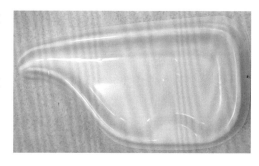

图4-2 马蹄形垫

2. 操作流程

（1）洗手，准备好用物，与产妇解释以取得配合。

（2）铺塑胶垫及浴巾于枕头上，松开产妇衣领向内反折，围毛巾于其颈下，用别针别好。保护床单、枕头、衣服不被沾湿，防止产妇受凉。

（3）产妇取仰卧位，上半身靠近床边，移枕头至肩下，置马蹄形垫于产妇后颈下，使产妇颈部枕于马蹄形垫的凸起处，头部置于水槽中，马蹄形垫的出水口下端置污水桶。用棉球塞住产妇双耳孔道，用纱布盖上其双眼。

（4）松开头发，先用温水冲湿头发，再均匀涂上洗发液，由发际至脑后部反复揉搓，同时用指腹轻轻按摩头皮，然后用温水边冲边揉搓，直至干净。

（5）解下颈部毛巾，擦去头发上的水分，用毛巾包好头发，擦干面部。取下耳内的棉球和眼上的纱布。

（6）撤去马蹄形垫，将枕头自产妇肩下移至床头，协助产妇取仰卧位，解下包头的毛巾，再用浴巾擦干头发，或用电吹风吹干头发，用梳子梳理成型。协助产妇取舒适卧位，整理用物。

【注意事项】

（1）洗头过程中，应注意观察产妇，随时与产妇沟通，对发生的情况及时处理，如有异常，应停止洗头。防止洗头过程中水流入耳及眼内，保护床单、枕头、衣服不被沾湿。

（2）注意室温及水温，及时擦干头发，勿使产妇着凉。

（3）洗头过程中，揉搓力量适中，避免指甲抓伤头发，不要使用太刺激的洗发用品。

（三）协助产妇如厕

【目的】

协助产妇下床自解大、小便。

【方法】

1. 操作前准备

（1）用物准备：拖鞋、卫生纸、擦手纸。

（2）产妇：无头晕、头痛等不适。

（3）环境准备：环境整洁，温、湿度适宜，地面干燥。

2. 操作流程

（1）协助产妇穿好衣服后取坐位 30 秒。如无头晕、头痛等不适，协助产妇下床站立 30 秒。如无头痛、头晕等不适，协助产妇步行如厕。

（2）一只手扶住产妇腋下，另一只手协助产妇脱下裤子。

（3）双手环抱产妇腋下，协助产妇缓慢坐于坐便器，指导产妇双手扶稳扶手。

（4）准备纸巾协助产妇擦净肛门或者会阴，协助产妇更换卫生垫。

（5）双手环抱产妇腋下，协助产妇起身，穿好裤子，按压坐便器开关。

（6）协助产妇洗手，扶产妇回病房休息。

【注意事项】

（1）保持地面整洁，无水渍，以免产妇滑倒。

（2）注意产妇有无头晕不适，如有头晕，暂不下床如厕。

（3）穿合适、防滑拖鞋。

（四）会阴抹洗

【目的】

保持外阴清洁，防止生殖系统、泌尿系统的逆行感染。

【方法】

1. 操作前准备

（1）用物准备：大头长棉签若干或消毒大棉球、消毒液、弯盘、消毒镊子。

（2）产妇：取舒适屈膝仰卧位，大腿屈曲及尽量分开。

（3）环境：注意保暖、遮挡产妇。

2. 操作流程

（1）协助产妇脱去一侧裤腿盖在另一侧腿上，取屈膝仰卧位，移开会阴垫，暴露外阴部。

（2）臀部垫上垫巾。

（3）用若干大头长棉签或消毒大棉球按以下顺序抹洗：

1）阴阜→两侧大阴唇自上而下抹洗。

2）小阴唇内侧往下抹洗。

3）尿道口、阴道口、肛门及肛周。

4）伤口。

（4）干棉球或大头棉签先抹洗伤口，再从内至外，由上而下抹干外阴。

（5）撤下弯盘，垫上消毒会阴垫，协助产妇穿好裤子。

（6）整理床单位，协助产妇取舒适体位。

【注意事项】

（1）注意保护产妇隐私。

（2）每一个步骤使用一个棉球或大头棉签。

（3）根据产妇情况增加抹洗次数，直至外阴清洁。

（罗玉婷　吴丽容）

第二节 阴道产产妇保健与护理

学习目标

1. 了解阴道产产褥期的生理变化。
2. 熟悉阴道产产褥期的主要临床表现。
3. 掌握恶露的观察方法。
4. 掌握宫底高度鉴别方法。
5. 掌握坐浴法。

一、相关知识

(一) 阴道产产褥期生殖系统的生理变化

1. 生殖系统的变化

(1) 子宫：子宫是产褥期生殖系统中变化最大的器官，其主要变化是子宫的复旧。子宫复旧（involution of uterus）指妊娠子宫自胎盘娩出后逐渐恢复至未孕状态的过程，一般为6周，主要变化为子宫体肌纤维缩复、子宫内膜再生、子宫血管变化以及子宫下段变化和子宫颈复原。

1) 子宫体肌纤维缩复。子宫复旧不是肌细胞数目的减少，而是肌浆中蛋白质的分解排出，使细胞质减少导致肌细胞慢慢缩小。被分解的蛋白质及其代谢产物主要由肾脏排出体外。随着肌纤维不断缩复，子宫体积和重量也都发生了变化。胎盘娩出后，子宫逐渐缩小，产后1周子宫可以缩小至妊娠12周大小，在耻骨联合上方可扪及；产后10天子宫降至骨盆腔内，在腹部检查摸不到子宫底；一般于产后6周子宫恢复至正常非妊娠前大小。伴随着子宫体积的缩小，子宫重量也逐渐下降，分娩结束时子宫约为1000 g，产后1周子宫约500 g，产后2周子宫约为300 g，产后6周子宫逐渐恢复到50～70 g。

2) 子宫内膜再生。胎盘胎膜娩出后，遗留在宫腔内的表层蜕膜逐渐发生变性、坏死、脱落，随着恶露自阴道不断排出；接近肌层的子宫内膜基底层逐渐再生出新的功能层，这有利于子宫内膜的修复。胎盘附着部位的子宫内膜约需至产后6周修复，其余部位的子宫内膜修复大约需要4周的时间。

3) 子宫血管变化。胎盘娩出后，胎盘附着面会缩小为原来的一半，使螺旋动脉和静脉窦压缩变窄，数小时后形成血栓，出血量逐渐减少直到慢慢停止，最终被吸收。在新生的内膜修复期，胎盘附着面会因复旧不良出现血栓脱落，可引起晚期产后出血。

4) 子宫下段变化和子宫颈复原。由于产后肌纤维的缩复，子宫下段逐渐恢复至非孕时的子宫峡部。胎盘娩出后子宫颈外口呈环状如袖口。产后2～3天，宫口可容纳2指；产后1周，宫颈内口关闭，宫颈管复原；产后4周，子宫颈完全恢复至非孕时的形态。由于分娩时子宫颈外口发生轻度裂伤（多在子宫颈3点、9点处），因此初产妇子宫颈外口由产前的圆形（未产型）变为产后的"一"字形横裂（已产型）。

（2）阴道：分娩后的阴道腔扩大、阴道黏膜及周围组织水肿、黏膜皱襞减少甚至消失，导致肌张力低下、阴道壁松弛。阴道壁肌张力在产褥期逐渐恢复，但不能完全恢复至未孕时的张力。阴道腔逐渐缩小，阴道黏膜皱襞在产后 3 周慢慢重新呈现。阴道在分娩之后开始恢复，肿胀感日益缓解，阴道壁也开始恢复。分娩不久后的阴道壁呈青紫色，有些肿胀，但没有皱襞；产后 1 周左右阴道恢复到分娩前的宽度；产后 2 周左右，阴道壁张力逐渐恢复，阴道腔缩小；产后 3 周左右，阴道黏膜逐渐出现皱襞；产后 4 周左右，阴道壁再次形成褶皱，基本恢复到原来的状态。但是，一旦有过分娩经历，阴道则无法完全恢复至未孕状态。

（3）外阴：分娩后的外阴轻度水肿，于产后 2～3 日逐渐消退。聚积的色素在产后 6～8 周慢慢消退，会阴的轻度裂伤或侧切伤口多在 3～5 日愈合。因会阴部血液循环丰富，若有轻度撕裂或会阴一侧切开缝合后，均能在产后 3～4 日愈合。

（4）盆底组织：分娩过程中，由于胎儿先露部分长时间压迫，盆底组织过度伸展导致弹性降低，而且常伴有盆底肌纤维部分的撕裂，因此，产褥期产妇应避免过早进行较强的体力劳动。若盆底肌及其筋膜发生严重的断裂造成骨盆底松弛、产褥期过早参加重体力劳动或剧烈运动、分娩次数过多且间隔时间短等因素，可导致阴道壁脱垂、子宫脱垂等。产褥期坚持做产后康复锻炼，有利于盆底肌的恢复。

2. 血液及其循环系统

产褥早期血液仍然处于高凝状态，可使胎盘剥离创面形成血栓，减少产后出血的发生。纤维蛋白原、凝血酶、凝血酶原一般于产后 2～4 周降到正常。血红蛋白水平在产后 1 周左右回升。白细胞总数于产褥早期偏高，可达（15～30）×10⁹/L，一般于产后 1～2 周恢复至正常水平。中性粒细胞增多，血小板数增多、淋巴细胞稍减少。红细胞沉降率一般于产后 3～4 周降至正常。由于分娩后子宫胎盘血液循环终止和子宫缩复，使大量血液从子宫涌入产妇的血液循环，使妊娠期潴留的组织间液回吸收，产后 24～48 小时，产妇心率反射性减慢，脉搏可缓至 40～50 次/分钟，产后大量血液从子宫涌入体循环再加上妊娠期过多组织间液的释放，可使血容量增加 15%～25%，血液进一步稀释。患有心脏病的产妇此时极易发生心力衰竭。产妇在妊娠期增加的血容量将于产后 2～3 周恢复至孕前水平。

3. 消化系统

妊娠期胃肠肌张力及蠕动力均减弱，胃液中盐酸分泌量减少，产后因子宫缩小，产妇的胃肠道位置开始恢复正常，孕激素下降，使得胃动素上升，消化功能也逐渐恢复正常。但这个过程需要 1～2 周，所以产妇在产后初期一般食欲不佳。产妇因分娩时能量的消耗及体液流失，产后 1～2 日内常感口渴，喜进流质饮食或半流质饮食，但食欲差，以后逐渐好转。产妇因卧床时间长、缺少运动、腹肌和盆底肌肉松弛及阴道伤口疼痛、肠蠕动减弱等，容易发生便秘和肠胀气。

4. 泌尿系统

由于妊娠期体内潴留大量的液体在产褥早期主要由肾脏排出，故产后 1 周内尿量增多。妊娠期发生的肾盂及输尿管生理性扩张，一般于产后 2～8 周恢复正常。在分娩过程中，膀胱特别是膀胱三角区受压，致使黏膜水肿及肌张力降低，加之腹壁松弛以及会阴口疼痛、不习惯卧床排尿、器械助产、区域阻滞麻醉等原因，均可导致尿潴留的发生。

5. 内分泌系统

产后雌激素、孕激素水平急剧下降，在产后 1 周降至未孕时水平。胎盘生乳素于产后 6 小时已测不出。催乳素水平受哺乳的影响：若产妇哺乳，催乳素水平于产后下降，但仍高于非孕时水平；如果产妇不哺乳，催乳素一般于产后 2 周降至非孕时水平。月经复潮及排卵恢复时间受哺乳影响：不哺乳产妇一般在产后 6～10 周月经复潮，产后 10 周左右恢复排卵；哺乳产妇月经复潮延迟，一般在产后 4～6 个月恢复排卵。产后月经复潮较晚者，复潮前多有排卵，故哺乳期妇女虽无月经来潮，但仍有受孕的可能。

6. 腹壁的变化

腹部皮肤受妊娠子宫增大的影响，部分弹力纤维断裂，腹直肌呈不同程度的分离，使产后腹壁明显松弛，其紧张度需产后 6～8 周恢复，如产妇产后过早从事体力劳动，加之营养不良，生育过多、过密，则腹直肌分离越发明显，甚至可形成腹疝。妊娠期出现的下腹部正中线色素沉着在产褥期逐渐消退。初产妇腹壁上出现的紫红色妊娠纹会在产后 6～9 个月变成银白色。

（二）产褥期妇女的临床表现

1. 生命体征

多数产妇体温在正常范围内。产后 24 小时内产妇体温稍升高，一般情况下不超过 38℃，这可能与产程延长导致过度疲劳有关。阴道产后 3～4 日出现乳房血管及淋巴管极度充盈，乳房胀大，伴有发热，称为泌乳热（breast fever），一般体温波动在 37.8～39℃。一般持续 4～16 小时后可降至正常，不属于病态，但需要排除是否有其他原因，尤其是感染引起的发热。阴道产后脉搏一般略慢，每分钟在 60～70 次。产后呼吸深慢，一般为 14～16 次/分钟。原因是产后腹压降低，引起膈肌下降，由妊娠时的胸式呼吸变为腹式呼吸所致。产褥期血压平稳，在正常水平。

2. 子宫复旧

胎盘娩出后子宫圆而硬，一般宫底在脐下一指，产后第一日略上升至平脐，以后每日下降 1～2 cm，产后第 10 日降入骨盆腔内。子宫复旧可伴有下腹部阵发性剧烈疼痛，称产后宫缩痛（after-pains），一般因宫缩而引起。宫缩痛常在产后 1～2 日出现，持续 2～3 日自然消失，一般不需特殊用药。经产妇宫缩痛较初产妇明显，哺乳者较不哺乳者明显。

3. 恶露

产后随子宫蜕膜的脱落，含有血液、坏死的蜕膜等组织经阴道排出，称为恶露（locha）。恶露持续 4～6 周，总量为 250～500 mL，有血腥味，但无臭味。正常恶露根据持续时间、颜色及内容物不同分为血性恶露、浆液性恶露及白色恶露（见表 4 - 5）。

表 4 – 5 正常恶露的特点

恶露的类型	持续时间	颜色	大体与镜下成分
血性恶露	产后 3 日内	红色	大量血液、坏死蜕膜及少量胎膜
浆液性恶露	产后 4 ～ 14 日	淡红色	较多坏死蜕膜组织、宫腔渗出液、宫颈黏液，少量红细胞、白细胞和细菌
白色恶露	产后 14 日以后	白色	大量白细胞、坏死蜕膜组织、表皮细胞及细菌

资料来源：安力彬、陆虹编《妇产科护理学》（第 6 版），人民卫生出版社 2017 年版。

4. 褥汗

产后 1 周内，产妇体内潴留的液体通过皮肤排泄，在睡眠时明显，醒来满头大汗，习称"褥汗"，不属于病态。

（三）产褥期妇女生殖系统的护理评估

1. 子宫

每天应在同一时间评估产妇的子宫底高度。评估前，应嘱阴道产产妇排尿后平卧，双膝稍屈曲，腹部放松，先按摩子宫使其收缩，然后测耻骨联合上缘至子宫底的距离。正常子宫圆而硬，位于腹部中央。如果子宫质地软，应考虑是否有产后宫缩乏力；若子宫偏向一侧，应考虑是否膀胱充盈。子宫不能如期复原则提示异常，并了解是否有宫缩痛及其程度。

2. 会阴部

阴道分娩后出现的会阴部水肿一般在产后 2 ～ 3 天自行消退。观察会阴部的伤口愈合情况，若会阴部伤口疼痛加重，局部可能出现红肿、硬结并有分泌物，应考虑会阴伤口感染。每天应观察恶露的量、颜色及气味。如果子宫复旧不全、胎盘或胎膜残留或感染，可致恶露时间延长，并有臭味，提示有宫腔感染的可能。

3. 排泄

（1）排尿：评估产妇膀胱的充盈程度，阴道分娩的产妇有尿意应随时排尿。如果产后 4 小时未排尿或第 1 次排尿的尿量较少，应再次评估膀胱的充盈情况，防止尿潴留发生及影响子宫收缩引起子宫收缩乏力，导致产妇产后出血。

（2）排便：产妇在产后 1 ～ 2 日多不排大便，可能与产后卧床时间长，加之进食较少有关，但产妇要注意产后便秘的发生。

4. 恶露

（1）每日观察恶露的量、气味、颜色和持续时间。

（2）产后最初 3 天的恶露量一般较多，可以达到平常的月经量，颜色为红色或暗红色；3 天后至 2 周内的恶露量将逐渐减少，颜色也逐渐由红色转变为淡红色；正常产后 14 天后的恶露除了量会继续减少外，颜色也变为白色。如果由于妊娠产物如胎盘、胎膜残留致感染或产后休息欠佳导致子宫复旧不良，会导致恶露时间的延长。正常恶露，不管是红色、淡红色还是白色，都有血腥味，但无臭味。产妇在月子期间自我观察恶露时，一旦发现恶露量增多、持续时间延长、颜色发暗或有恶臭味时，应及时就诊，查找导致恶露异常的原因，并给予相应的处理，以保证产妇产后的健康恢复。

二、相关实训内容与操作规程

（一）恶露的观察

【目的】

（1）判断恶露的量、颜色及气味有无异常。

（2）若子宫复旧不全、胎盘或胎膜残留或感染，可致恶露时间延长，并有臭味，提示有宫腔感染的可能。

（3）了解有无感染。

【方法】

1. 操作前准备

（1）用物准备：记录本、笔、卫生巾等。

（2）产妇：嘱产妇排尿。

（3）环境：环境清洁、舒适、安静，注意遮挡及保暖。

2. 操作流程

（1）产妇平卧，双膝稍屈曲，协助产妇脱裤子，移开会阴垫，更换卫生巾，注意遮挡及保暖。

（2）观察恶露的颜色及气味。

（3）出血量的评估：

1）面积法：可按接血纱布（4 层纱布）或垫子血湿面积粗略估计出血量。失血量 = $10\ \mathrm{cm^2} = 10\ \mathrm{mL}$。

2）称重法：失血量 = （接血敷料湿重 g - 干敷料重 g）/1.05（血液比重 g/mL）。

【注意事项】

根据恶露颜色、内容物的不同分为血性恶露、浆液性恶露、白色恶露。恶露有血腥味，但无臭味，持续 4～6 周，总量为 250～500 mL。

1. 血性恶露

（1）颜色：红色。

（2）持续时间：产后 3 日内。

（3）气味：无臭味。

2. 浆液性恶露

（1）颜色：淡红色。

（2）持续时间：产后 4～14 日。

（3）气味：无臭味。

3. 白色恶露

（1）颜色：白色。

（2）持续时间：产后 14 日以后。

（3）气味：无臭味。

（二）评估子宫底高度

【目的】

每日在同一时间手测产妇子宫底高度以了解子宫复旧情况，并了解子宫能不能如期复原，判断是否异常。此外，还要了解产妇是否有宫缩痛及其程度。

【方法】

1. 操作前准备

（1）用物准备：记录本、笔。

（2）产妇：嘱产妇排尿。

（3）环境：环境清洁、舒适、安静，注意遮挡及保暖。

2. 操作流程

（1）产妇排尿后平卧，双膝稍屈曲，腹部放松，注意遮挡及保暖。

（2）按摩子宫使其收缩。方法：一手置于子宫底，拇指在前壁，其余4指在后壁，均匀有节律地按摩子宫底。

（3）手测评估产妇的子宫底高度（见图4-3）。

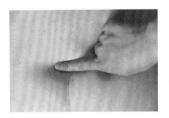 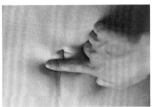 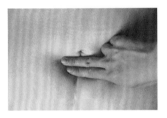 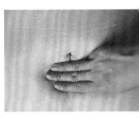

平脐　　　　　　　　脐下一指　　　　　　　脐下两指　　　　　　　脐下三指

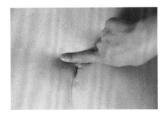 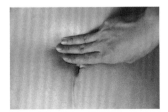

脐上一指　　　　　　　　脐上两指　　　　　　　脐上三指

图4-3　宫底高度鉴别

【注意事项】

每日应在同一时间手测评估产妇的子宫底高度。评估前，嘱产妇排尿后平卧，双膝稍屈曲，腹部放松，产妇应解开腹带，先按摩子宫使其收缩后，再手测评估产妇的子宫底高度。胎盘娩出后子宫圆而硬，宫底在脐下一指，产后第1日略上升至平脐，以后每日下降1～2 cm，至产后第10日降入骨盆腔内。

（三）坐浴法

【目的】

借助水温和药液的作用，促进局部组织的血液循环，减轻产妇外阴局部的炎症及疼痛，使创面清洁，有利于组织的恢复，是产妇产后会阴伤口/切口愈合不良的辅助治疗方法。

【方法】

1. 操作前准备

（1）环境准备：环境舒适，注意保暖、遮挡。

（2）物品准备：坐浴盆、温开水（41～43℃）2000 mL、坐浴药液（高锰酸钾/盐/其他药液）、卫生纸、干净衣裤。

2. 操作流程

（1）配药：清洁坐浴盆；盛上 2000 mL 的温开水（41～43℃），按比例加入药物。

（2）指导：嘱产妇排空膀胱，擦洗干净外阴及肛门；全臀和外阴部浸泡于溶液中，持续 20 分钟；嘱产妇注意避免烫伤，感觉不适时，要及时告诉家属；结束后用卫生纸抹干外阴部。

（3）观察：观察产妇的脸色、臀部皮肤；询问产妇感觉。

（4）整理：协助产妇穿好裤子；倾倒盆内药液至污水池，清洁坐浴盆。

【注意事项】

（1）产后 10 天内禁止坐浴。

（2）水温可按个人喜好调整，但不能过高，以免烫伤。

（3）重视产妇主诉，及时更换浸湿的衣裤。

（罗玉婷　吴丽容）

第三节　阴道产产妇教育与实施

学习目标

1. 了解阴道产产褥期健康教育。
2. 熟悉产后复查时机。
3. 掌握会阴部伤口的护理。
4. 掌握产后健身操。
5. 掌握产妇正常食谱的配制。

一、相关知识

（一）阴道产产褥期健康教育

1. 阴道产后的一般指导

阴道产产妇的居室应保持清洁通风，合理的饮食保证产妇充足的营养。注意休息，合理地安排家务及婴儿护理，注意产妇个人卫生，尤其是保持会阴部的清洁，保持产后良好心境，适应产后家庭生活方式。

2. 适当活动

经阴道自然分娩的产妇，产后 6～12 小时可下床活动，产后第 2 日可适当增加活动时间。会阴侧切的产妇，可适当推迟活动时间。

3. 出院后喂养指导

（1）要强调母乳喂养的重要性，评估产妇掌握的母乳喂养知识和技能，对缺乏母乳喂养知识的产妇应及时进行相应的健康宣教。

（2）要保证合理的休息和睡眠，保持精神愉快并注意保持乳房的清洁与卫生，哺乳者在上班期间应注意摄取足够的营养和水分。

（3）上班后，产妇可在上班前挤出乳汁存放于冰箱内，婴儿需要时由家属哺喂，下班后及节假日应坚持母乳喂养。

（4）告知产妇及家属如遇到喂养问题时可选用的咨询方法（医院的热线电话、保健人员的联系方式，以及社区支持组织的具体联系方式和联系人员等）。

4. 阴道产后形体恢复运动

（1）散步。散步是阴道产后最简单及最有效的锻炼方式。进行 1 小时散步可以消耗约 500 kcal 热量，但刚开始进行散步时，散步的时间最好控制在 5～10 分钟，然后慢慢将时间增加至 30 分钟左右。每次散步增加的时间最好不要超过 5 分钟，产妇以自己的习惯不断增加散步频率及时间长度。

（2）产后体操。①呼吸运动：产妇仰卧，两臂放在后脑，保持深呼吸，吸气时使腹部外凸，呼气时，使腹壁向下陷，然后慢慢将气呼出。②举腿运动：产妇仰卧，两臂伸直，并平放在身边，左右大腿轮流举高，与身体保持成一直角。③缩肛运动：产妇仰卧，两膝分开，然后用力合拢，同时用力收缩肛门及放松肛门，这可以锻炼产妇的骨盆底肌肉，预防盆底肌的肌肉松弛。

（4）产后瑜伽。产后瑜伽对产后形体的恢复效果比较明显。产后瑜伽是通过瑜伽的体位及呼吸法、冥想法的配合，以达到迅速恢复和调整子宫位置、恢复产妇体能等目的。通过针对腰部、腹部、臀部、腿部、臂部的姿势练习，消除孕期所堆积的脂肪，同时，改善孕期所产生的不良姿势，恢复轻盈的体态。

（5）产后健身操（详见实训部分）。

5. 阴道产后形体恢复训练的原则

（1）要坚持母乳喂养。母乳喂养有助于瘦身。在分娩前母体内会积存许多热量，而大量的乳汁分泌，可以消耗体内积存的热能，有利于产妇瘦身。产后如果不哺乳，产妇体内热量不易散发，反而容易使产妇发胖。

（2）训练前排除禁忌证。训练前先向医生咨询，在医生评估、许可后方可进行。心脏病患者、高血压疾病患者、安装了心脏起搏器的患者、生命体征不平稳的患者，以及不能经受刺激的精神病患者等不能进行恢复运动训练。若是产后伤口较大，最好先咨询医师的意见；若是外阴道有出血或因外阴切开术切口疼痛者，要避免中等强度的训练；如果发现阴道出血量增加或血液成鲜红色，应立即停止运动。

（3）训练要循序渐进、量力而为。产后 42 日内，是产妇身体从怀孕、分娩的状态逐渐恢复到正常的阶段。这段时期，产妇体内的激素水平暂时没有恢复正常，并受到妊娠晚期激素水平的影响，无论是内脏韧带、子宫韧带，还是连接骨关节的韧带，都处于松弛状态。因此，产妇不宜过于劳累，也不能过于频繁地活动，务必根据自身情况及建议天数循序渐进、量力而为。

如果产妇是正常分娩，并且产后恢复较好，那么产后 1 ～ 2 日就能开始做一些简单的运动，比如手指运动、呼吸运动、脚部运动。但是要注意，在产褥期避免过度进行增加腹压的运动，比如说上身的负重、下蹲、咳嗽等，类似这样的动作要尽量减少。

6. 计划生育指导

阴道产后 42 天之内禁止性交。根据产后检查的情况，可以恢复正常性生活，并指导产妇选择恰当的避孕措施，一般哺乳者宜选择工具避孕，不哺乳者可选择药物避孕。

（二）产后复查时机

1. 产后检查

包括产后访视及产后健康检查。

（1）产后访视。由社区医疗保健人员在产妇出院后的 3 天内、产后 14 天、产后 28 天，分别做 3 次产后访视，通过访视可以了解产妇及新生儿的健康状况：①了解产妇饮食、睡眠及心理状况；②观察产妇子宫复旧及恶露情况；③检查产妇乳房及哺乳情况；④观察产妇会阴部伤口，如发现异常时应及时提供相应的指导。

（2）产后健康检查。产妇应于产后 42 天带新生儿一起前往医院做一次全面检查，以了解产妇全身的情况，特别是生殖器官的恢复情况和新生儿的发育情况。产后健康检查包括全身检查和妇科专科检查。全身检查主要包括测血压、脉搏，查血常规、尿常规等；妇科检查主要是了解盆腔内生殖器是否已经恢复至非孕状态。

2. 产后常见不适

(1) 宫缩痛：产后由于子宫阵发性收缩引起下腹疼痛，多发生于产后当天、晚间、哺乳时，持续 2～3 日自然消失，必要时产妇可服用止痛药。

(2) 会阴部疼痛：经阴道分娩的初产妇会阴部几乎都有伤口，而且会阴部神经密布，疼痛感会比较明显，一般 24 小时后明显缓解。

(3) 产褥汗：妊娠期体内所潴留的水分必须在产后排出体外，因此产褥初期出汗较多，尤其是睡眠和初醒时更明显，此为产褥汗，属于正常现象，并非身体虚弱，大约 1 周内逐渐好转。此时产妇应注意勤换内衣，可用温水擦浴。

(4) 产后眩晕：有些产妇在产后起床时头晕，这主要是因产后体内血液分布改变，平卧时脑部供血未受影响，站立时由于体位改变使脑部的供血骤降而发生晕厥。因此，产妇分娩后要及时进食，起立宜缓慢。

(5) 痔疮：由于分娩时使用腹压使产妇原有痔疮明显加重，可出现痔疮块水肿或形成血栓，疼痛难忍。日常应注意保持肛门清洁，每次排便后用柔软的便纸擦拭肛门，饮食中要多吃含粗纤维的蔬菜水果，以防便秘。

(6) 便秘：产后便秘是最常见的症状。要避免便秘的发生，产妇最好是改变饮食习惯和生活作息，如多吃含纤维素丰富的蔬菜、水果、杂粮等食物；平时适当活动，养成定时解大便的习惯。另外，会阴部伤口不会因为活动用力而损伤，因此不必担心。

(7) 手腕痛：由于产妇体内激素变化及日常使用手部姿势不当引起腱鞘充血、水肿、增厚、粘连。应避免重复一种劳动的时间过长，手腕有酸胀感时要及时休息。

3. 异常情况复查时机

(1) 恶露。观察子宫复旧及恶露：每天在同一时间手测子宫底高度来了解子宫复旧的情况。测量前应嘱产妇排尿。每天观察恶露的量、颜色和气味，如果红色恶露增多并且持续时间延长，应考虑子宫复旧不全，应及时给予子宫收缩剂治疗；若合并感染，则恶露有臭味且子宫有压痛，应按医嘱给予产妇抗生素治疗。血性恶露一般持续 3～4 天干净，如果发现恶露突然增多，并多于月经量或者有恶臭味，应立即到医院就诊。

(2) 伤口。会阴部伤口的观察：会阴部有缝线者，应每天观察伤口周围有无渗血、血肿、硬结、红肿及分泌物，如果有异常，应立即到医院就诊。

(3) 注意事项：

1) 注意警惕和识别会阴部切口的感染，产后两周内，指导产妇养成检查伤口的习惯。在家可以用镜子检视或者请家人帮忙，若出现红肿、裂开、流脓、流血、发烧等现象，要尽快就医。如果伤口有越来越痛的症状，检查是否发生感染，应及时就医。

2) 有的产妇在产后 10 日左右，发现阴道部掉出带结的肠线头，应告知产妇对此不必过于惊慌。

3) 指导产妇进行盆底肌肉收缩锻炼，这有利于会阴体肌肉的收缩恢复，也有利于将来性生活的和谐顺利。

4. 会阴部伤口异常的护理

(1) 会阴部伤口的冲洗：用 0.1% 的安多福消毒液擦洗外阴，每天 2～3 次。擦洗的原则为由上到下、从内到外，会阴部切口要单独擦洗，擦过肛门的棉球和镊子应丢弃。阴道产者应保持会阴伤口干燥、清洁，每次大小便后应用温水清洗，忌盆浴。

（2）会阴部伤口的观察：会阴部有缝线者，应每天观察伤口周围是否有红肿、渗血、血肿、硬结及分泌物等，并嘱产妇健侧卧位。

（3）会阴部伤口异常的护理：①会阴部伤口水肿者可用50%硫酸镁湿热敷，于产后24小时给予红外线灯照射外阴部；②会阴部有小血肿者，可在24小时后湿热敷或远红外线灯照射，大的血肿应配合医师切开处理。

（三）产后锻炼与产后盆底肌功能康复训练

产后锻炼可以促进腹壁、盆底肌肉张力的恢复，防止尿失禁、膀胱直肠膨出及子宫脱垂。应该根据产妇的情况，由弱到强循序渐进地进行保健练习。合并严重心脏病、高血压者应在病情控制后于医生指导下调节运动量。下面主要介绍产后盆底肌功能康复训练。

1. 产后盆底组织特点

在分娩过程中，由于胎儿先露部分长时间的压迫，盆底组织过度伸展导致弹性降低，并且常伴有盆底肌纤维的部分撕裂，因此，产褥期应避免过早进行较强体力劳动。由于盆底肌及其筋膜发生严重的断裂而造成骨盆底松弛、分娩次数过多且间隔时间短、产褥期过早参加重体力劳动或剧烈运动等因素，可导致阴道壁脱垂或子宫脱垂。因此产褥期坚持做产后康复锻炼，有利于盆底肌的恢复。盆底肌及其筋膜在妊娠及分娩过程中由于过度伸展及部分撕裂，弹性减弱：轻者通过产后锻炼健身，并避免增加腹压，可基本恢复正常；重者如果没有及时采取恢复措施，则可能导致阴道壁膨出或子宫脱垂。

2. 产后盆底肌功能训练指导

（1）预防便秘，加强盆底肌功能训练。

（2）注意劳逸结合，建议每天进行适当的体育锻炼，如慢跑、太极拳、散步等，通过多运动促进肠蠕动。

（3）勿提重物：产后1个月内不要提举重物，也不要做任何消耗体力的家务事和运动。

（4）促进盆底肌康复功能训练：Kegel训练。

二、相关实训内容与操作规程

（一）会阴部伤口红外线治疗

【目的】

促进血液循环，减轻局部水肿和解痉，促进炎症吸收，减轻疼痛，增强局部组织血液循环，这有利于组织生长和修复，促进会阴部伤口的愈合。保持会阴部伤口的干燥，增加产妇舒适感。

【方法】

1. 操作前准备

（1）用物准备：红外线治疗仪等。

（2）产妇：取舒适屈膝仰卧位，大腿屈曲且尽量分开。

（3）环境准备：注意保暖、遮挡。

2. 操作流程

（1）进行会阴部抹洗（参考前文会阴部抹洗部分）。

（2）放置理疗仪：距离照射外阴部 15～30 cm。

（3）调节照射时间：15～20 分钟。

（4）每 10 分钟观察局部皮肤情况，询问产妇感觉，随时调节灯距，嘱产妇避免烫伤。

（5）撤下治疗仪，协助产妇穿好裤子。

（6）整理床单，协助产妇取舒适体位。

【注意事项】

（1）注意保暖、保护隐私。

（2）使用过程中不要遮挡治疗仪。

（3）照射期间，每 10 分钟观察皮肤情况及了解有无烧灼感，防止烫伤。

（二）产后健身操

以下为产后健身操部分内容（见图 4-4）。

第 1 节：仰卧，深吸气，收腹部，然后慢慢呼气。

第 2 节：仰卧，双臂直放于身体两侧，进行缩肛与放松动作。

第 3 节：仰卧，双臂直放于身体两侧，双腿轮流上举和并举，与身体呈一直角。

第 4 节：仰卧，髋与腿放松，分开稍屈，脚底支撑，尽力抬高臀部和背部。

第 5 节：仰卧起坐。

第 6 节：跪姿，双膝分开，肩肘垂直，双手平放于床上，腰部进行左右旋转动作。

第 7 节：全身运动，跪姿，双臂伸直支撑在床上，左右腿交替向背后抬高。

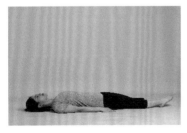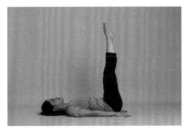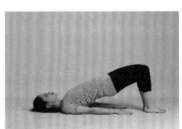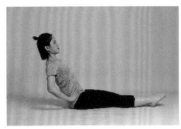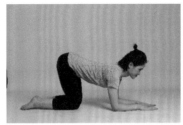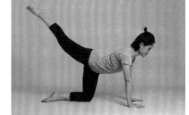

图 4-4　产后健身操

（罗玉婷　吴丽容）

第五章　四级产妇照护师考核相关知识与实训

 第一节　剖宫产术后产妇生活与照料

学习目标

1. 了解剖宫产术对产妇的影响。
2. 熟悉剖宫产术后的饮食原则和注意事项。
3. 熟悉剖宫产术后的活动原则和注意事项。
4. 熟悉产妇便秘的预防及处理方法。
5. 熟悉产妇尿潴留的预防及处理方法。
6. 掌握剖宫产产妇床上擦浴的操作规程。
7. 掌握剖宫产产妇床上翻身的操作规程。
8. 掌握剖宫产产妇上、下床的操作规程。
9. 掌握开塞露纳肛的操作规程。

一、相关知识

（一）剖宫产手术的基础知识

1. 概述

剖宫产是指经腹切开子宫取出胎儿的一种手术方式，是处理难产以及高危妊娠的一种快捷、有效、安全的终止妊娠方法。剖宫产手术的应用在降低母婴死亡率与病残率方面起着重要的作用。但是，剖宫产手术会增加产妇出血和感染、脏器损伤的风险，术后易出现各种并发症；子宫和全身状态的恢复比自然分娩要慢；若再次怀孕会增加前置胎盘、子宫破裂、胎盘植入、瘢痕妊娠等风险。此外，剖宫产的新生儿容易出现不能自主呼吸等并发症。因此，非医学指征不必要的剖宫产也会对母婴的安全增加风险。

2. 剖宫产手术的指征

（1）产道异常：软产道有疤痕或狭窄包括阴道纵隔、阴道横隔，阴道包块影响胎先露下降，盆腔内有肿瘤如子宫肌瘤、卵巢肿瘤阻碍胎先露下降。

（2）胎位异常：横位、臀位、持续性枕后位等。

（3）产力异常：宫缩乏力、滞产、产程进展缓慢，经纠正无效。

（4）头盆不称：骨盆狭窄或骨盆畸形，正常大小的胎儿不能经阴道娩出；骨盆大小虽

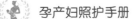

正常，但胎儿过大经阴道娩出有困难者。

（5）胎儿宫内缺氧。

（6）瘢痕子宫：产妇有 2 次及以上的剖宫产手术史或子宫手术史。

（7）产妇存在严重的妊娠并发症或合并内外科疾病：妊娠合并心脏病、高血压疾病、妊娠期急性脂肪肝；脐带脱垂、脐带先露、前置胎盘、胎盘早剥、胎膜早破引产失败、羊水异常。

3. 剖宫产术后的并发症

（1）剖宫产术对母体的影响。

1）近期并发症：

①产后出血：发生产后出血的原因主要是子宫收缩乏力；胎盘胎膜残留；缝扎不严或者缝线脱落，止血不彻底；切口感染、裂伤或血管损伤；凝血功能障碍。②周围器官的损伤：主要是输尿管、膀胱、肠管的损伤。③感染：以手术切口感染、泌尿道感染、子宫内膜炎常见，一般发生在剖宫产术后 10 天之内。④疼痛：主要表现为子宫收缩痛和切口疼痛、肠胀气痛。⑤胃肠功能紊乱：术后出现腹胀和肠梗阻等情况。⑥盆腔、下肢静脉血栓：剖宫产麻醉时，因下肢静脉扩张，血流缓慢，手术操作损伤血管壁，加上术后卧床时间相对较长，肢体活动少，容易出现血栓。

2）远期并发症：

①剖宫产瘢痕处妊娠：指受精卵着床于既往剖宫产子宫切口瘢痕处的妊娠。瘢痕妊娠是引起胎盘植入、子宫破裂的重要原因。②胎盘植入：指胎盘组织侵入子宫肌层，是导致产后出血的重要原因之一。③子宫破裂：剖宫产后的产妇再次妊娠容易导致子宫破裂，特别是 2 次及以上剖宫产手术史、妊娠年龄大于等于 40 岁、妊娠肥胖、巨大儿、既往剖宫产子宫切口愈合不良、2 次分娩间隔时间少于 12 个月、妊娠超过 40 周以及催引产等因素增加了子宫破裂的风险。④盆腔粘连：粘连使手术的难度增加，手术时间长，导致失血量增多，增加周围器官损伤、术后感染及肠梗阻的风险。

（2）剖宫产对新生儿的影响。

1）新生儿低血糖：指新生儿的血糖低于 2.2 mmol/L，多数患儿无临床症状，即使出现症状也是非特异性的，表现为阵发性青紫、呼吸暂停、肌张力低下、反应差、嗜睡等。

2）新生儿呼吸障碍：通过剖宫产手术分娩的新生儿，因未经产道挤压，口鼻及肺内较多的积液未排出。娩出后新生儿受到大气压的刺激促使肺呼吸，易发生羊水或胎粪吸入，引起呼吸障碍。

4. 剖宫产的切口方式

腹部切口分为两种，即横切口和竖切口。

（1）横切口：在产妇的阴阜上方做一横行切口，逐层切开皮肤下的组织，直到子宫的表面，在子宫的下段做一横切口，称为"下段横切口"，目前临床上应用最多。

1）横切口的优点：切口顺应皮纹的生长方向，有利于缝合和愈合，切口张力小，疼痛程度相对较轻；术后形成的疤痕小，外观较美观，且较隐蔽，不易察觉；再次妊娠可选择自然分娩，子宫破裂的风险较低。

2）横切口的缺点：手术暴露的视野有限，不能广泛探查；手术较费时间，适合择期手术，不适合复杂的手术。

（2）竖切口：沿腹中线，从肚脐到阴阜之间划一个约 15 cm 的垂直切口。

1）竖切口的优点：手术时间短，适合特殊情况和紧急情况下，需要立即娩出胎儿的剖宫产手术；能充分暴露手术视野，可视情况延长切口，适合有合并外科情况或有卵巢肿瘤等需要进行手术探查者；切口缝合迅速，手术时间也较短。

2）竖切口的缺点：术后切口恢复较慢；切口张力大，疼痛程度比横切口严重；切口在腹部正中，影响美观；腹壁厚的产妇容易发生脂肪液化；再次妊娠不宜选择自然分娩，会增加子宫破裂的风险。

（二）剖宫产产妇的生活照护

1. 饮食

剖宫产术，由于肠管受刺激而使肠道功能受影响，肠蠕动减慢，肠腔内有积气，容易引起手术后腹胀。

（1）剖宫产术后的饮食原则：

1）清淡、易消化：剖宫产手术时，肠道难免会受到刺激，胃肠道正常功能被抑制，肠蠕动相对减慢，因此术后 6 小时内要禁食、禁饮，6 小时后可饮少量水，进食流质、无渣的食物，如米汤、瘦肉汤等，同时可进食促进排气的食物，如萝卜汤、陈皮汤等，以促进肠蠕动，减少腹胀。暂不宜进食糖类、牛奶、豆浆等易发酵、产气多的食物，以防腹胀。产妇肛门排气后，可进食稀、软、烂的半流质食物，选择富有营养且易消化的稀粥、面条等，宜少量多餐。术后第 3 天，若产妇无腹胀不适，可过渡到普通饮食。

2）食物丰富多样，保证营养均衡全面：产妇在月子期处于特殊的生理阶段，既要补充身体在生产时的消耗，又要满足乳汁分泌的需要，因此饮食应丰富多样化，以保证产妇对能量和各种营养素的需求。每天的饮食应包括粮谷类、鱼禽蛋类、蔬菜和水果类、豆类及豆制品、奶类及奶制品等。我国部分地区传统习俗中的月子期饮食过于单一，只注重肉类和蛋白质的补充，蔬菜和水果类食物摄入很少，这种膳食方式食物选择和搭配不合理，营养素供应不全面，容易导致产妇缺乏某些营养素，或能量过剩，不利于产后恢复。每天可选用主食 300～400 g，牛奶 250～500 mL，肉类 150～200 g，鸡蛋 1～2 个，蔬菜水果 0.5～1 kg，植物油 30 g 左右，有效保证乳母和婴儿的营养充足。

3）适量增加鱼、禽、蛋、瘦肉等富含优质蛋白质的食物。鱼、禽、蛋、瘦肉等可提供丰富优质的蛋白质及重要的矿物质与维生素，有利于产妇产后身体恢复并能促进乳汁分泌；同时能促进剖宫产腹部切口的愈合，减少感染的机会。因此，月子期要比平时多吃一些，每天平均摄入总量 200～250 g。海产鱼、虾不但富含蛋白质，也富含 n－3 多不饱和脂肪酸，贝壳类食物富含锌，对婴儿生长发育及智力发育有益。因此，建议每周摄入 1～2 次海产品。

4）粗细粮搭配，保证新鲜蔬菜、水果的摄入。月子期主食应粗细搭配，要常吃一些粗粮、杂粮（如小米、燕麦、红豆等）和全谷类食物，因为粗粮、杂粮中富含 B 族维生素和膳食纤维，除能保证维生素 B_1 等营养素的供给外，也有利于肠道健康。新鲜蔬菜和水果含有多种维生素、无机盐、膳食纤维、果胶、有机酸等成分，可增进食欲，增加肠蠕动，防止便秘，是月子期每日膳食中不可缺少的食物。每天应保证摄入蔬菜水果 500 g 以上，其中，绿叶蔬菜和红色、黄色等有色蔬菜占 2/3。

（2）剖宫产术后适宜吃的食物。

在生产过程中，由于产妇消耗了大量的能量并失血，产后大量出汗，加上要哺乳婴儿，因此，对产妇的饮食调理是非常重要的。

1）鸡蛋：含丰富的蛋白质，且含有卵磷脂、卵黄素及多种维生素和矿物质，其中含有的脂肪易被吸收，有助于产妇恢复体力，维护神经系统的健康。

2）牛奶：含有丰富的蛋白质、钙、维生素 A、维生素 D，容易被人体吸收利用，有助于产妇健康的恢复以及乳汁分泌。

3）红糖：含铁、钙、胡萝卜素、维生素 B、烟酸及微量元素锰和锌等重要的营养素，能帮助子宫收缩，促进恶露排出，有助于止血，可预防和治疗产后出血。产妇可在两餐之间饮用适量的红糖水，但饮用量不宜过多，时间也不宜过长，一般饮用红糖水的时间不超过 10 天。

4）红枣：富含铁、钙，可提高血色素，有补血、驱寒的功效。

5）芝麻：富含蛋白质、钙、铁、磷等营养成分，可预防产后钙质的流失和便秘。选用黑芝麻比白芝麻更好。

6）花生：有养血止血的作用，可治疗贫血和出血。

7）小米粥：小米中的维生素 B、胡萝卜素、铁、锌、核黄素含量比一般的米、面高。可与其他大米一起煮。

（3）剖宫产术后饮食禁忌。

1）产妇哺乳期避免进食咖啡、茶、辣椒、酒等刺激性食物。咖啡含有咖啡因，使人的中枢神经兴奋，影响睡眠和肠胃功能，对于哺乳期的产妇来说，分泌的乳汁喂养婴儿会对其产生不利影响。产后不宜喝浓茶，因茶叶中的鞣酸与食物中的铁结合，影响身体对铁的吸收而导致贫血。茶的浓度越浓，对铁的吸收影响越大。

2）麦芽：麦芽有回奶的作用，哺乳期产妇最好不要吃。

（4）剖宫产术后的饮食误区。

1）吃鸡蛋越多越好：鸡蛋的营养价值非常高，含有丰富的蛋白质、脂肪、钙、铁、卵磷脂、卵黄素及维生素 A 等各种营养素。虽然营养丰富，但鸡蛋并不是吃得越多就越好，进食过多会产生不良影响，一方面会增加胃肠道的负担，另一方面会使产妇营养过剩而引起肥胖。建议每天吃 2～3 个就足够了。

2）水果是生冷食物，不能吃：一些产妇受传统习惯的影响，月子期间不敢吃水果，认为水果是生冷食物，其实水果对产后恢复非常重要。比如香蕉含有丰富的纤维素，有通便的作用。产妇卧床休息时间长，胃肠蠕动较弱，易发生便秘，适当吃一些香蕉，有助于排便，预防便秘。如橘子含有丰富的维生素 C，既能促进手术切口的愈合，又能增强血管壁的弹性和韧性，防止出血。

3）红糖水可以长期喝：中医认为红糖性温，有活血作用，可促进恶露排出及子宫复旧，因此，我国民间有产后喝红糖水的习俗，认为多喝对身体有益。其实，产后喝红糖水的时间不宜过长，一般 7～10 天即可。因为产后 10 天子宫收缩逐渐恢复正常，恶露逐渐减少。如果喝红糖水的时间过长，红糖的活血作用会使恶露的血量增多，影响子宫的复原。

（5）产褥期常见营养问题的饮食原则。

1）产后缺钙：产后特别是哺乳期妇女，乳汁分泌量越多，钙的需求量就越大。哺乳期女性正常哺乳时，每日随乳汁分泌约 200 mg 的钙，虽然乳汁中的钙不受膳食钙含量的影响，但钙摄入不足时会动员自身的骨钙来维持乳汁中钙含量的稳定，如不补充足量的钙，产妇就会出现腰酸背痛、牙齿松动、腿脚抽筋、骨质疏松等的现象，甚至会导致婴儿发生佝偻病，影响婴儿牙齿萌出、体格生长和神经系统的发育。哺乳期女性钙的推荐摄入量为 1000 mg/d，奶类及其制品含钙丰富、营养成分齐全，并且易于吸收利用，是产褥期补钙的最好食物来源。若产妇每天摄入牛奶量 500 mL，则可获得约540 mg 的钙，加上摄入深绿色蔬菜、豆制品等含钙丰富的食物（一般 100 g 左右的豆制品约含有 100 mg 的钙），则可达到钙的推荐摄入量。若摄入量达不到上述推荐量，可适当补充钙片。为了促进钙的吸收和利用，建议补充适量的维生素 D（每日 400 μg）或适当户外晒太阳。

2）产后贫血：产后贫血多因产前有贫血或在分娩中出血过多所引起。主要表现为面色苍白或萎黄、头晕、心慌、气短、乏力、食欲减退等症状。贫血对产妇恢复和婴幼儿发育均可造成不良影响，因此需及时进行饮食调补。可食用含铁丰富的食物，如海带、紫菜、蘑菇、香菇、木耳、豆类及豆制品、红色的肉类、禽蛋以及动物内脏等。高蛋白食物和含维生素 C 丰富的食物均可促进铁的吸收，因此，应指导产妇食用鸡蛋、乳类制品、肉类等含蛋白质丰富的食物以及新鲜蔬菜和水果。贫血产妇不宜喝浓茶、酒和咖啡，因为酒中的单宁酸、咖啡与茶中的多酚会抑制人体对铁的吸收。

2. 活动

（1）活动的意义：

1）剖宫产术后早期下床活动可促进机体新陈代谢和血液循环，减少各种并发症的发生。

2）促进肠蠕动，防止肠粘连，增进食欲，减少肠胀气和便秘。

3）促进子宫的复旧和恶露的排出。

4）预防静脉血栓形成。

5）预防压疮。

6）促进膀胱排尿功能恢复，减少感染。

（2）活动的原则：产妇活动的原则是尽早活动，循序渐进，量力而行。产妇在剖宫产术后 6 小时内应卧床休息，下肢恢复知觉后可进行翻身侧卧、踝泵运动等活动，24 小时后可练习坐起，并根据产妇情况逐渐下床活动。

（3）活动的内容：

1）训练产妇做胸式呼吸运动及有效的咳嗽、咳痰。方法是产妇取半坐位或仰卧位，膝盖弯曲，放松腹部肌肉，双手捧住腹部的两侧，以胸式呼吸，并练习咳嗽、咳痰。

2）指导产妇进行床上翻身、肢体运动，卧床期间鼓励产妇活动四肢，做下肢伸屈及踝泵运动，以利于术后康复和预防血栓。

3）下床活动：协助产妇下床活动前，首先检查并妥善固定好各种管道。首次下床活动时，因卧床时间较长，产妇可能会出现头晕、恶心等直立不耐受的情况，为了预防直立不耐受的发生，协助产妇下床时，先把床头摇高，协助产妇取半坐卧位，无头晕不适；然后再协助产妇端坐 90° 于床沿，双脚放下于床沿 30 秒；下床站立 30 秒，在每个阶段产妇均无头晕不适后，即可搀扶产妇走动。密切关注产妇的感受，一旦出现不适，应立即协助产妇平躺休息，症状好转后再进行下床活动。

3. 排尿

（1）留置导尿管的照护：为了方便手术和防止术中误伤膀胱，剖宫产手术前常规要留置导尿管引流尿液。留置导尿管的过程中，应注意：妥善固定好尿管，将尿管的远端固定在大腿内侧；防止受压、扭曲和接口松脱，保持引流通畅；注意观察和记录尿液的颜色、性状和量的变化；尿袋不能高于膀胱位置，尿液达到尿袋的 2/3 时应及时倾倒尿液，避免尿液过满引起反流；尿袋底部出口处不能触碰地面，避免引起污染；产妇离床活动时，将尿袋倾倒干净，用别针固定于衣角处。

留置尿管常见问题：①漏尿。引起漏尿的原因主要有盆底肌和尿道括约肌松弛；气囊注水量过少，气囊不能与尿道口贴合，尿道外口漏尿；尿管堵塞，膀胱容量达到一定程度时，尿液从尿管周围溢出。②尿管脱出。气囊中注入气体，出现漏气或气囊内注水过少，气囊未能起到固定的作用。③疼痛。产妇过度紧张，导致膀胱颈肌肉过度痉挛，尿道变狭窄；气囊注水过多，固定位置不正确，过度牵扯尿道。④尿管堵塞。尿液混浊，产生尿沉淀或膀胱出血导致尿管堵塞。

（2）拔除尿管后的照护：为了预防感染，通常术后 24～48 小时根据医嘱拔除尿管。拔除尿管后 4～6 小时，应鼓励产妇尽早排尿，预防尿潴留。

1）尿潴留：尿潴留是指尿液潴留在膀胱内不能自行排出，通常在排尿困难的基础上进一步发展而成，分为完全性尿潴留和部分性尿潴留。尿液完全不能排出者，称为完全性尿潴留；排尿后膀胱内仍存留尿液，且尿量大于 100 mL 者，称为部分性尿潴留。尿潴留的主要临床表现为产妇有强烈的尿意，但无法自行排出，在耻骨上方可扪及膨隆的膀胱，伴随下腹膀胱区的持续胀痛。尿潴留导致膀胱过度充盈，从而影响子宫收缩，最终使阴道出血量增多；此外，膀胱内大量尿液潴留时，会助长细菌的生长和繁殖，容易发生尿路感染。

2）尿潴留的发生原因及机制：正常人的膀胱容量为 300～500 mL，当膀胱内的尿液达到 200～400 mL 时，产生的压力刺激膀胱内壁的压力感受器，通过神经传导到大脑排尿中枢，使膀胱逼尿肌收缩，尿道括约肌舒张，将尿液排出到体外，这一排尿过程是膀胱和神经相互作用协调的结果。当膀胱的逼尿肌、神经功能和尿道括约肌的功能受损时，将影响排尿。产后出现尿潴留的主要原因有以下三个方面。

一是生理因素方面：产妇在孕期由于腹壁扩张、松弛，特别是多胎妊娠、羊水过多、巨大儿等原因，产后出现腹压下降、腹部肌肉松弛，引起逼尿肌收缩乏力，影响膀胱排尿功能，导致尿潴留的发生。

二是手术因素方面：剖宫产术中对膀胱的牵拉损伤和手术的刺激，引起膀胱括约肌反射性痉挛，导致排尿受阻；术中麻醉药物和术后镇痛泵的使用，使中枢神经受到抑制，降低神经反射的作用，导致尿潴留的发生。

三是产妇心理因素方面：产妇由于惧怕疼痛和手术切口的裂开，不敢用力排尿，或者害怕疼痛，不愿意下床，但又不习惯在床上排尿，而引起排尿困难。

3）尿潴留的预防：拔除尿管后告知产妇尽早排尿的重要性，以取得产妇的配合；协助产妇采取舒适的体位、在隐蔽的环境进行排尿，对精神比较紧张的产妇进行心理疏导，指导产妇放松；对于不能下床的产妇，协助将床头摇高，使上身抬高或坐起，确保以舒适的体位排尿；注意询问产妇排尿的过程是否顺畅，观察记录尿量情况；对于排尿不畅或排尿困难的产妇，应及时采用以下方法进行诱导排尿。①听流水声：产妇排尿时，将厕所的水龙头打开让产妇听流水声，利用条件反射缓和排尿抑制，使产妇产生尿意，促进排尿；②冲洗会阴：用 40 ～ 45℃温水冲洗会阴部，通过条件反射使产妇产生尿意，促进排尿；③热敷法：用热毛巾或热水袋热敷膀胱区，可使膀胱区局部血液循环加快，尿道括约肌松弛，反射性刺激逼尿肌收缩，从而促进产妇排尿；④使用药物：按医嘱用 40 mL 开塞露从肛门处注入，使直肠在短时间内充满药液，从而刺激肠蠕动，在促进排便的同时，引起膀胱逼尿肌兴奋，使膀胱逼尿肌的收缩力增强，从而促进产妇排尿；⑤医嘱：按医嘱使用新斯的明 0.5 ～ 1 mg 肌肉注射，增加膀胱平滑肌的兴奋性，促进产妇排尿。

若经过以上方法处理仍然无效时，如果膀胱高度膨胀应立即留置导尿管，避免膀胱过度充盈引起无张力膀胱。对于膀胱充盈明显的产妇，留置尿管时第一次引流尿液要控制在 1000 mL 以内，避免膀胱内压急剧下降，血液大量滞留在腹腔，导致血压下降而发生虚脱。

4. 排便

产褥期妇女由于胃肠功能减弱、肠蠕动减慢、活动减少等，容易出现排便困难，产生便秘。便秘是指正常的大便形态改变，排便次数减少，排出过干、过硬的大便，且排便不畅或困难。大便是人体需要排出体外的"废物"，含有各种毒素，如果不及时排除，毒素会被重新吸收到血液中，影响身体的健康。

（1）便秘对健康的影响：体内产生的有害物质不能及时排出，被重新吸收到血液中而引起腹胀、食欲减退、口内有异味（口臭）、易怒等症状。还会导致皮肤老化、贫血、肛裂、痔疮、直肠溃疡，增加直肠癌的发病率。因此，保持大便通畅，对身体的健康非常重要。

（2）便秘原因及机制：食物经消化道消化吸收后，剩余的食物残渣从小肠输送到结肠，在结肠内再将大部分的水分和电解质吸收，形成粪便输送到乙状结肠和直肠，通过一系列的排便反射将粪便排出体外。从形成粪便到产生便意及排便的各个环节，均可因神经系统活动异常、肠道平滑肌病变或肛门括约肌异常等情况而导致便秘。造成产后便秘的主要原因是：由于产褥期胃肠功能减弱，卧床时间较长，肠蠕动减慢，肠内容物在肠内停留时间长，使水分吸收造成大便干结；怀孕晚期子宫增大，腹部过度膨胀，使产后腹肌和盆底肌肉松弛，腹压减弱，排便力量减弱；产妇害怕疼痛，担心用力排便引起切口裂开，而不敢用力排便或不愿意下床排便；产妇饮食结构不合理，过于单调，缺乏纤维素食物，这减少了对胃肠道的刺激，致肠蠕动减弱，出现排便困难。

（3）便秘的预防：产后便秘是可以预防的，调整生活方式、合理饮食、适量活动、建立良好的排便习惯是预防便秘的最基本的措施。

1）合理饮食。首先要保证充足的饮水量。水对人体的消化、吸收、循环、排泄都起着十分重要的作用，摄入足够的水分，能润肠和软化大便，促进排便。指导产妇晨起空腹时饮温开水或淡盐水 400 ～ 500 mL，每天饮水 2000 ～ 2500 mL，并根据季节和天气、出汗情况适当增减饮水量。无合并糖尿病的产妇，每天可适当喝一些蜂蜜水，可起到润肠的作用。此外，保证摄入足够的膳食纤维。日常膳食做到粗细搭配，多样化，补充蛋白质的同时要注意纤维素食物的补充。纤维素有亲水性，能吸收水分，使食物残渣膨胀、增加粪便量以刺激肠蠕动，有利于激发便意和排便反射。保证均衡饮食，多食用新鲜蔬菜和水果、粗粮等含纤维素丰富的食物，如芹菜、韭菜、胡萝卜、木耳、红薯、玉米、香蕉、桃子等食物。

2）适量活动。鼓励产妇适当活动，根据自身情况活动或散步，避免长时间卧床。

3）建立良好的排便习惯。为产妇提供隐蔽无干扰的排便环境；指导产妇养成良好的排便习惯，尽可能每天在固定时间排便；产妇感觉有便意时，应及时协助其排便。对不能下床的产妇，摇高床头 45°，使用便盆协助产妇在床上排便；若病情允许，协助产妇下床排便，注意防跌倒；并指导产妇保持心情舒畅，消除紧张的情绪。

（4）便秘的照护：

1）食物疗法。①黑芝麻核桃仁糊：将黑芝麻和核桃仁各 60 g 磨成糊，煮熟后加入蜂蜜 60 g，1 天吃 2 次，起到润肠通便的作用。②杏仁粥：将杏仁和粳米放入锅中加清水煮熟。

2）药物疗法。如果发生便秘时间超过 3 天，通过调整生活方式仍然无效时，应根据医生建议，服用一些缓泻剂，如乳果糖口服液，或使用开塞露塞肛。开塞露是一种润滑剂，常用于便秘的治疗，是由甘油和其他辅助药物组成。使用开塞露塞肛，可刺激肠壁引起排便反射，协助排气和排便。具体方法：产妇取侧卧位，将 20 mL 开塞露通过肛门挤入直肠内，刺激肠道蠕动，促进肛门排气。

二、相关实训内容与操作规程

（一）床上擦浴

【目的】

（1）保持身体的清洁与舒适。

（2）促进血液循环。

（3）预防皮肤感染。

【方法】

1. 操作前准备

（1）环境准备：室温调节到 22～26℃，关好门窗，拉床帘或用屏风遮挡。

（2）操作员准备：着装整洁，剪指甲，清洗双手。

（3）产妇准备：向产妇解释操作目的，以取得产妇的配合；询问产妇是否需要大、小便，根据需要给予便盆协助排便。

（4）物品准备：热水（水温 47～50℃）、脸盆、污水桶、大毛巾、中毛巾、一次性中单、会阴垫、清洁衣裤、便盆。

2. 操作步骤

（1）准备热水。脸盆备热水（水温 47～50℃），用手前臂内侧测试水温，以不烫手为宜。

（2）洗脸。解开上衣扣，衣领反折，将大毛巾铺于颈前，将微湿的热毛巾包在右手上成手套状，依次擦洗眼部（由内眦擦向外眦）、额、鼻翼、面颊部、耳郭、耳后至下颌及颈部。注意清洁耳郭、耳后及颈部皮肤皱褶处。

（3）擦洗上身。脱去上衣（先脱近侧再脱对侧，有外伤先脱健侧后脱患侧）。

1）擦胸腹部：铺大毛巾于胸腹部，并盖上被子。大毛巾边缘包住被子边缘，以免弄湿被子。擦洗时打开大毛巾，顺序从上到下，注意擦干净乳房下皱褶处、腋窝下胸侧、腹股沟处，并擦干。

2）擦上肢：先擦近侧，铺大毛巾于上肢，将大毛巾一半垫于擦洗部位下方，防止弄湿床单；另一半覆盖擦洗部位，擦洗顺序由上到下，分内侧和外侧进行擦洗。擦洗干净后用大毛巾擦干。对侧按同样方法擦洗。

3）擦背部：协助产妇侧卧位，背向操作者。将裤子脱至臀下，背部铺大毛巾，并盖上被子。擦洗时打开大毛巾，由上至下擦洗背部和臀部，并用大毛巾擦干。

4）按摩背部和骶尾部：从骶尾部开始，用左右手的大小鱼际肌按摩臀上方→沿脊柱的两旁往上按摩到肩部→从肩部按摩到骶尾部；接着用双拇指指腹按摩骶尾部→第7颈椎。

5）穿上衣：先穿近侧的肢体，将衣服塞进背后，协助产妇平卧，再穿对侧肢体，把衣服拉平整，扣好扣子。若上肢有外伤或输液，先穿患侧或输液侧，后穿健侧。

6）洗手：协助产妇翻身侧卧，面向操作者，铺大毛巾于床沿，脸盆放于大毛巾上，协助产妇洗手（注意清洗指缝、甲床），剪指甲，撤大毛巾，协助产妇平卧，换水。

（4）擦洗下肢。先近侧后对侧，先健侧后患侧，将大毛巾一半铺于下肢，另一半覆盖在上方，依次擦洗大腿、小腿至脚踝，分前、外、后侧，擦干，撤大毛巾。对侧按同样方法进行擦洗。

（5）清洁会阴。戴一次性手套，臀下垫一次性中单，解开会阴垫并撤走，弯盘放于臀下。按顺序进行擦洗，由会阴向肛门，从上至下，由前往后。擦洗顺序：阴阜→左右大阴唇→左右小阴唇→尿道口→阴道口→肛周→肛门。清洁干净后擦干，并更换会阴垫，协助产妇穿上干净的裤子。

（6）洗脚。卷裤腿于膝上，产妇屈膝，双腿下铺大毛巾，脸盆放于双足之间的大毛巾上，双足分别泡洗（注意清洗趾缝、趾甲床），擦干，撤大毛巾，将裤腿拉平，整理衣服。

（7）整理。梳头，协助产妇采取舒适恰当体位。整理床铺、用物。开门窗、撤屏风。

【注意事项】

（1）操作时动作轻巧、稳重、有条不紊。

（2）保证房间温度适宜，注意保暖，水温合适。

（3）保护隐私，尽量减少过多的翻身和暴露。

（4）擦洗方法和顺序正确，身体皱褶部位清洁到位，及时更换水。

（5）注意保护腹部切口和各引流管，避免弄湿切口敷料。

（二）床上翻身

【目的】

（1）减轻产妇局部组织受压、预防压疮。

（2）维持产妇肢体功能。

（3）为产妇保持舒适的体位。

【方法】

对于完全不能移动的产妇，需要协助其翻身。

1. 操作前准备

（1）环境准备：室温调节到 22～26℃。

（2）操作员准备：着装整洁，剪指甲，清洗双手。

（3）产妇准备：向产妇解释操作目的，以取得其配合。

2. 操作步骤

对于不能自行移动的产妇，协助其进行翻身侧卧（见图 5-1）。

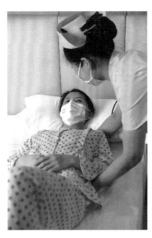 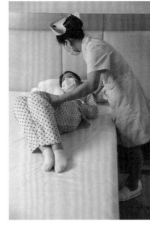 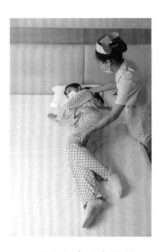

a. 床上翻身（步骤2）　　　b. 床上翻身（步骤3）　　　c. 床上翻身（步骤4）

图 5-1　协助产妇床上翻身（不能自行移动的产妇）

步骤1：固定管道。妥善固定好各种引流管。

步骤2：将产妇身体移动至床沿。产妇取屈膝仰卧位，操作者站在产妇的一侧，一只手伸到产妇的肩背部对侧，并托住肩背部，另一只手伸到产妇的腰部对侧并托住腰部，将产妇的身体向操作者一侧移动。再将臀部、腘窝轻轻抬起移向操作者一侧。

步骤3：一手托住产妇的肩膀，另一手扶住产妇的膝部。

步骤4：轻轻把产妇身体转向对侧，让产妇上腿向前屈膝，下腿伸直略弯曲。

步骤5：放置翻身枕。在产妇两腿之间放置软枕，背后垫翻身枕。

步骤6：检查。检查产妇的背部、骶尾部皮肤是否有破损和受压情况，检查管道是否有固定完好，是否有受压和扭曲情况。

步骤7：整理。盖好被子，整理床单。

对于能自行移动的产妇，指导其如何进行翻身侧卧，以向左侧翻身为例（见图 5-2）。

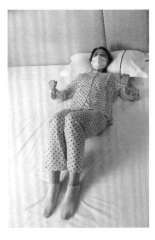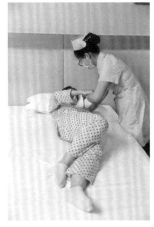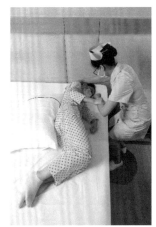

a. 床上翻身（步骤2）　　　b. 床上翻身（步骤3）　　　c. 床上翻身（步骤4）

图 5 - 2　协助产妇床上翻身（能自行移动的产妇）

步骤1：妥善固定好各种管道。

步骤2：指导产妇屈膝、仰卧位。产妇两手分别拉住左右两侧的床栏，身体轻轻向右移动到床沿。

步骤3：让产妇左手扶左侧的床栏，右手扶住腹部切口，轻轻将身体侧向左侧。

步骤4：在产妇背后放置一翻身枕，两腿之间可放一软枕。

步骤5：检查管道是否有脱落或扭曲受压情况。

【注意事项】

（1）协助产妇翻身时注意节力原则。

（2）协助产妇翻身时前后均要妥善固定好各种管道，防止管道松脱、扭曲、受压。

（3）协助产妇翻身时动作要轻柔，避免拖、拉、拽。

（4）注意观察受压皮肤有无压红、压疮等情况。

（三）协助产妇上、下床

【目的】

（1）增加食欲，促进排尿和排便。

（2）促进恶露的排出。

（3）促进血液循环，预防产后深静脉血栓。

【方法】

协助产妇下床（见图 5 -3、图 5 -4）。

1. 操作前准备

（1）产妇准备：病情允许情况下，穿合适的衣服，无头晕不适。

（2）环境准备：地面干燥、无障碍物。

（3）物品准备：大小合适的防滑拖鞋。

2. 操作步骤

步骤1：做好解释，取得产妇配合。

步骤2：若有引流管，要应先倾倒引流液，妥善固定引流管，将引流袋用别针扣于衣角。

步骤3：产妇屈膝，取左侧或右侧卧位，身体面向并靠近床沿，双手置予身前。

步骤4：双下肢缓慢从床上移动，垂于床沿，抬头，一手用力使身体上半身稍稍抬起，另一手肘部抵于床面将身体支撑住。

步骤5：左手与右手同时用力，慢慢坐起，双下肢下垂。

步骤6：床边坐30秒，无头晕、恶心不适，协助穿鞋。

步骤7：下床站立30秒，无头晕、恶心不适，搀扶慢慢走动。

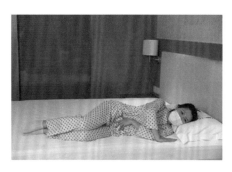 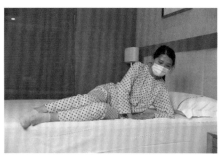

a. 下床（步骤3）　　　　　　　　　　b. 下床（步骤4）

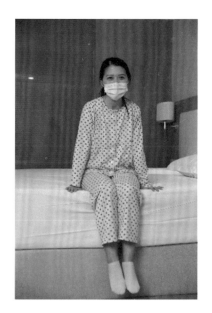

c. 下床（步骤5）

图5-3　下床步骤

协助上床（见图5-4）。

步骤1：产妇坐在床边正中位置，脱去鞋子。

步骤2：左手（近床头的一手）横置于枕头下缘，上身呈半屈曲状态。

步骤3：右手放于左手旁，左手屈肘，身体侧身慢慢躺下。

步骤4：垂于床边的双下肢慢慢提上床。

步骤5：妥善固定好引流管，保持引流通畅，引流管无受压和扭曲。

步骤6：协助产妇采取舒适体位，盖好被子。

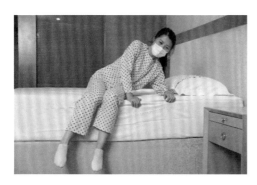

a. 上床（步骤2）

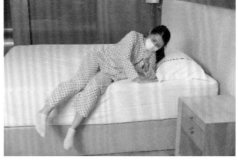

b. 上床（步骤3）

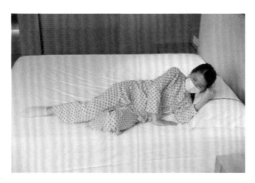

c. 上床（步骤4）

图5-4　产妇上床步骤

【注意事项】

（1）下床和上床时均采用屈膝侧卧位，重心在上肢，腹部保持松弛状态，减轻腹部伤口疼痛。

（2）腹部切口为竖切口者，下床活动时建议产妇使用收腹带束腹部，以降低腹部切口的张力，减轻疼痛。

（3）下床活动时注意做好下床"三步曲"：半卧位、静坐、站立各30秒，注意防跌倒，下床走动的过程中如果出现不适，应立即扶产妇回床上休息。

（四）开塞露的使用

【目的】

（1）开塞露通过刺激肠壁，增加直肠的压力，通过神经反射引起排便、排气，减轻腹胀。

（2）促进肠道蠕动，软化大便；促进大便排出，缓解便秘。

【方法】

1. 操作前准备

（1）环境准备：关门窗，调室温在 22 ～ 26℃，拉床帘或用屏风遮挡，以保护产妇隐私。

（2）产妇准备：操作前向产妇做好解释工作，介绍使用开塞露的目的及注意事项，消除产妇恐惧心理，取得其配合。

（3）操作员准备：洗手，戴口罩。

（4）物品准备：开塞露、纱块数块、手套、垫巾，必要时备便盆。

2. 操作步骤

步骤 1：产妇臀下铺一块垫巾，协助产妇取左侧卧位（因便秘时粪便存留在直肠和乙状结肠内，左侧卧位时乙状结肠的位置较低，从肛门挤入药液时，药液经直肠到乙状结肠内，可延长在肠道停留的时间，且不易流出，可以充分软化大便，有利于大便排出），将裤子脱至臀下，两腿屈曲，暴露臀部，必要时可用垫巾或枕头垫高臀部。

步骤 2：戴一次性手套，拧开开塞露的顶盖，检查开塞露的顶端是否光滑、平整，以免损伤肛门和直肠。

步骤 3：挤出少量的液体润滑开塞露的顶端。

步骤 4：一只手分开产妇的左右臀部，充分暴露肛门，另一只手握住开塞露的球部，嘱产妇深吸气，将开塞露的顶端缓慢从肛门处插入，插入的深度至开塞露的颈部，挤压开塞露球部，将药液全部挤入直肠内。

步骤 5：将药物全部挤入后，拔出开塞露外壳，并嘱产妇保持原体位5 ～ 10分钟后再排便。

步骤 6：协助产妇使用便盆或下床排便。

步骤 7：观察产妇肛门排气和排便的情况，询问是否有排气，观察大便的形状和量，以及腹胀是否缓解。

【注意事项】

（1）确保开塞露的顶端光滑平整。

（2）不宜蹲在厕所里使用开塞露，应采用侧卧位或俯卧位。

（3）挤完药液后，开塞露的球部仍然保持挤压的状态下拔出。

（4）挤完药液后应保持原来体位 5 ～ 10 分钟，如果立刻有便意，也应尽可能多憋一会，待药物起效。

（刘运霞　陆丹华）

第二节　剖宫产术后产妇保健与护理

学习目标

1. 了解剖宫产术后切口痛和宫缩痛的原因及临床表现。
2. 了解剖宫产术后腹胀的原因及临床表现。
3. 了解产褥期感染发生的原因及临床表现。
4. 熟悉剖宫产术后切口疼痛和宫缩痛的照护要点。
5. 熟悉剖宫产术后腹胀的照护要点。
6. 熟悉产褥期感染的照护要点。
7. 熟悉产后抑郁症的表现及照护要点。
8. 掌握剖宫产手术切口的观察及照护流程。
9. 掌握 Kegel 训练方法。
10. 掌握《爱丁堡产后抑郁量表》的使用流程。
11. 掌握生命体征的测量。

一、相关知识

（一）疼痛

1. 切口疼痛

（1）概述。国际疼痛研究学会提出的疼痛定义为：疼痛是组织损伤或潜在的组织损伤相关的一种不愉快的躯体主观感觉和情感体验，同时可伴有代谢、内分泌、呼吸、循环功能和心理等多系统的改变。切口疼痛是手术时手术器械直接损伤或波及的部位，如皮肤、皮下、筋膜、肌肉、韧带、骨骼、神经等组织引起的疼痛。主要特点是疼痛部位定位准确，组织损伤程度越重，疼痛程度越剧烈。一般剖宫产术后 24 小时疼痛最明显，在 2～3 天后逐渐减轻。持续的切口疼痛会严重影响产妇的正常饮食、休息和活动，可引起机体应激反应，增加组织代谢分解速度，影响切口的愈合。因此，术后疼痛对产妇的身体和心理健康均产生较大的影响，不利于产后恢复。

（2）术后疼痛对产妇的影响主要表现为 8 个方面。①增加耗氧量，对缺血脏器有不良影响。②对心血管功能的影响：心率增快、血管收缩，心脏负荷增加，心肌耗氧量增加，外周阻力增加，导致血压升高、心动过速；剧烈疼痛可引起心肌缺血、心力衰竭；对原有严重高血压或心脏病的产妇，可引发脑血管意外的发生。③对呼吸功能的影响：疼痛导致呼吸浅快。④对胃肠功能的影响：导致胃肠蠕动减慢，胃肠功能恢复延迟。⑤对泌尿系统功能的影响：尿道及膀胱括约肌运动力减弱，引起尿潴留。⑥对骨骼肌肉系统的影响：肌肉张力增加，肌肉痉挛，限制机体活动并促发深静脉血栓。⑦对心理情绪方面的影响：可导致焦虑、恐惧、无助、忧郁、不满、受挫等不良情绪。⑧导致睡眠障碍。

（3）疼痛的原因及其机制：手术是一种创伤，手术过程中切割皮肤、肌肉、神经，对切口的牵拉，组织缺血等伤害性刺激，引起组织细胞释放大量的炎性致痛物质，如组织胺、前列腺素等，这些物质激活感受器产生痛觉。另外，也可引起中枢敏感化，使机体对疼痛刺激的反应强度增加。因此，手术切口对神经末梢的机械性损伤引起伤害性刺激，周围和中枢神经系统敏感性改变是引起术后疼痛的主要因素。

（4）表现：腹部切口局部疼痛，产妇深呼吸、咳嗽或翻身时，由于切口受到牵引，可产生强烈疼痛。通常伴有不同程度的惊慌、害怕、忧伤、烦躁、愤怒、悲观、疲倦等情绪改变，同时可能出现血压升高、出汗、恶心、呕吐等躯体反应。

（5）照护。

1）指导产妇进行自我保护：产妇翻身、活动、咳嗽时，因牵扯、腹部压力增加，可使疼痛加剧，指导产妇翻身或活动时，动作要缓慢、协调，保护好伤口，防止动作不协调牵扯伤口或过度用腹压引起疼痛。指导产妇咳嗽时身体微屈，并用双手保护腹部切口，避免疼痛加剧。进行各项护理操作时，动作要轻柔，避免压迫或牵拉伤口。

2）创造舒适的环境：噪音、强烈的光线、潮湿闷热的天气等环境因素可影响产妇对疼痛的感受。保持环境安静、舒适，光线柔和，尽可能减少一切不必要的噪音，避免因环境嘈杂导致心情烦躁，加剧疼痛。调节舒适的室内温湿度，温度过高使产妇心情烦躁，温度过低易使其对疼痛的敏感性增加。

3）体位：生命体征平稳和病情允许时，采取舒适的体位，有利于减轻疼痛。指导产妇采用微屈侧卧位或半卧位，可减轻腹部切口的张力，从而减轻因伤口张力引起的疼痛。

4）减少管道的刺激：妥善固定好各种引流管，保持引流通畅，避免引流管扭曲、打结，防止因引流不畅或牵拉引起不适和疼痛。

5）心理护理：大脑皮层对疼痛的反应受患者心理状态的影响。担忧、恐惧、精神压力大等都可使疼痛加剧。应主动与产妇进行交流和沟通，耐心倾听产妇的内心感受，了解其心理状态。根据产妇的心理状态进行关心、鼓励和安慰。

6）转移注意力：当注意力集中于疼痛之外的事情时，可分散注意力，从而降低产妇对疼痛的敏感性。诱导产妇将注意力转移到婴儿身上，母婴同室，指导并协助产妇进行母乳喂养和婴儿照护。

7）放松疗法：全身肌肉放松可降低交感神经的兴奋性，消除紧张的情绪，缓解血管痉挛，从而减轻疼痛。指导产妇采取舒适体位，闭上双眼，深呼吸，肌肉放松从握拳与放松开始，逐步放松前臂、上臂、脸部、颈部、肩背部、胸腹部、大腿、小腿、足部等部位的肌肉，然后逐步收缩与放松全身肌肉，并密切配合呼吸运动。一般情况下，肌肉收缩5～10秒，缓慢放松10～30秒。并引导产妇积极想象和体验全身放松时身心舒适的感受。

8）按摩：对局部组织进行按摩，能增加血液循环，解除肌肉痉挛。此外，产妇可将注意力集中在按摩部位，可分散注意力，减轻疼痛。按摩的同时能让产妇感受到他人对其的关爱和温暖，心情愉悦，从而减轻疼痛。按摩的方法是用手掌轻柔缓慢按摩切口周围的皮肤，以产妇感觉舒适为宜。

9）止痛：主要途径有口服给药、肌肉注射、静脉给药等。

①使用非甾体消炎药，如阿司匹林、扑热息痛、消炎痛等，主要是抑制体内前列腺素的合成。优点是无成瘾性、镇痛效果中等，但对胃肠道有刺激性，易引起胃黏膜出血或诱发溃疡。②麻醉性镇痛药，包括吗啡、哌替啶、芬太尼、可待因等，止痛效果好，但会成

瘾，且可引起呼吸抑制、恶心呕吐、下肢麻木、瘙痒、感觉障碍、尿潴留等副作用。常用于急性剧烈疼痛和术后早期止痛。③辅助性镇痛药，如地西泮、异丙嗪等，可减轻患者焦虑情绪。④患者自控止痛（patient controlled analgesia，PCA），PCA 是一种新型止痛技术，术后产妇可根据自己疼痛的程度，自我控制给药的时机和剂量。PCA 依据给药的途径分为静脉注射 PCA（PCIA）和硬膜外 PCA（PCEA）。其中，PCEA 镇痛效果最佳，PCIA 给药准确性高。二者皆能使血液中的药物浓度维持在稳定的水平，反应迅速，方便又快捷，能将镇痛药用量的个体差异性降低到最低程度，避免病人反复注射的痛苦，是目前较理想的镇痛方式。

2. 产后宫缩痛

（1）概述：产褥期的产妇全身各个系统发生了一系列的变化，生殖系统变化最显著，其中，子宫的变化最大。胎盘娩出后，由于子宫纤维的收缩及缩复作用，使子宫逐渐恢复至未怀孕前状态的过程，称为子宫复旧。一般需 6 周时间。

子宫复旧主要包括宫体肌纤维的缩复、子宫内膜的再生和宫颈复原等。子宫复旧时子宫体积逐渐缩小并恢复原状的过程中出现下腹部阵发性的疼痛，称为产后宫缩痛。产后需靠子宫强而有力的收缩，使开放的子宫动静脉压缩变窄，从而达到止血的作用，预防产后出血，并使子宫恢复到未孕状态时的大小。如果是经产妇、多胞胎产妇或者巨大儿产妇，疼痛感会更强烈，哺乳时疼痛会加重。产后宫缩痛属于正常现象，通常在产后1～2天较明显，持续 2～3 天后自然消失。因此，产妇不需要过于惊慌和紧张，疼痛时子宫呈强直性收缩，一般情况下产妇是可以耐受的，不需要持续用药。

（2）原因及其机制：引起产后宫缩痛的主要原因是子宫收缩。产后第 1 天，子宫的位置一般在平肚脐的高度，之后每天下降一横指左右，10～14 天子宫会缩小至骨盆内，4～6 周后恢复到正常体积。多胞胎或巨大胎儿使产妇的子宫过度扩张，需要更强烈的子宫收缩来完成子宫的复旧，因此，多胎产妇、巨大儿产妇和经产妇产后宫缩痛更加明显。母乳喂养时，因宝宝吸吮乳头时可促使产妇体内释放催产素，刺激子宫收缩而加重宫缩痛，所以给婴儿哺乳时，也会使宫缩痛加重。

（3）临床表现：宫缩痛的表现是脐部周围出现阵发性痉挛性疼痛，疼痛时腹部可触及圆而硬的子宫，哺乳时加重。

（4）照护：一般情况下，产后宫缩痛并不需要进行特殊的护理。但如果疼痛剧烈，影响日常生活，可采取以下方法缓解疼痛。

1）侧睡。让产妇侧睡，避免长时间站立或久坐，坐时可在臀部垫一坐垫。

2）热敷。用热水袋（水温 60～70℃）热敷下腹，每次敷半小时，注意水温不要过高，以免烫伤。

3）服用止痛药。若宫缩痛严重影响产妇的休息和睡眠，应及时通知医护人员，必要时可服用温和的止痛药。

4）心理护理。焦虑、紧张、恐惧等不良情绪可使产妇对疼痛的敏感度增高，疼痛加剧。因此，可耐心向产妇介绍宫缩痛的一些常识，指导产妇用深呼吸法放松，或指导产妇按摩腹部，消除产妇紧张心理，并转移其注意力，提高对疼痛的耐受力。

（二）腹胀

1. 概述

腹胀是指主观感觉到腹部胀满、膨隆，可由肠道积气、积食或积粪、腹腔内肿物、腹水、胃肠功能紊乱或胃肠道梗阻引起，也可因低血钾症引起。腹胀是剖宫产术后常见的一种术后并发症，腹胀使产妇出现严重不适感，并且影响产妇正常的切口愈合、休息和食欲，延缓机体的恢复，甚至诱发肠梗阻和肠粘连等不良后果。

2. 原因及其机制

（1）剖宫产术前，产妇进食鸡蛋、牛奶等高蛋白、高热量的食物，使胃容量过大。

（2）进入产程后，产妇因害怕疼痛而大声叫喊，导致胃内积气，发生腹胀。

（3）紧急剖宫产时，产妇术前没有禁食，或禁食时间短，肠蠕动减慢，食物产生的气体积聚在肠腔内无法顺利排出，导致腹胀。

（4）受麻醉和手术创伤的影响，手术中肠管受到刺激，肠蠕动减弱，麻醉后肠管会出现暂时性麻痹，导致肠腔内的气体聚集较多，无法从肛门顺利排出。

（5）术后未能严格按照要求进食，或将术后早期进食的时间延后，导致无法促进胃肠功能的恢复，引起腹胀。

（6）剖宫产术后低钾、低钠及水电解质紊乱时，影响产妇胃肠功能的恢复，增加了术后腹胀的发生率。

（7）产妇因伤口疼痛而不愿意过早下床活动，导致胃肠蠕动恢复的时间长，延长了肛门排气的时间。

3. 临床表现

可见腹部膨隆或腹围增加，可伴有恶心、呕吐，食欲减退，无肛门排气或肛门排气减少，严重者伴有腹部胀痛不适，肠梗阻时可见肠型或肠蠕动波。

4. 防治

（1）饮食指导：手术后 6～8 小时麻醉作用消失后，胃肠道功能逐渐恢复，告知产妇进食流质食物，分次少量。因进食可通过咀嚼运动强化胃肠道蠕动功能，同时，食物直接刺激胃肠道，可提高胃肠道蠕动功能的恢复速度。术后 6 小时可指导产妇喝白萝卜水，促进肛门排气。白萝卜水的制作方法是 500 g 白萝卜切片加入 1000 mL 清水中煮熟，指导产妇每隔 4 小时饮用白萝卜水 200～300 mL。饮食主要以清淡、易消化、高热量、少渣的稀饭或米汤等为主，避免食用糖水、豆浆、牛奶等食物，待肛门排气后，改为软食或半流质食物。

（2）早期下床活动：为了促进胃肠蠕动，在产妇身体允许的情况下，鼓励并指导其下床活动，以减少腹胀的发生。术后 6～8 小时，指导产妇定时翻身，12 小时后可采取半卧位，24 小时后根据产妇情况，指导其下床活动。

（3）嚼口香糖：嚼口香糖可促进产妇体内唾液与消化酶的分泌，刺激体内的神经－内分泌系统，增加肠道蠕动，促进肛门排气。具体方法为，术后麻醉清醒后即可进行，每次 1 粒，15 分钟/次，频率为每 3 小时 1 次，夜间睡眠时不咀嚼。

（4）温水泡脚：让产妇双脚浸泡在 39～42℃ 的温水中，水量以没过脚面为宜。浸泡时间为 10～15 分钟，浸泡后擦干双脚，并注意保暖。

（5）腹部按摩：通过柔和的手法对产妇腹部进行按摩，以刺激副交感神经兴奋性，保持肛门括约肌松弛状态，促进肠蠕动，缩短肛门排便和排气功能的恢复时间，缓解腹胀感。具体方法为，产妇保持两腿屈曲的仰卧位，从下腹回盲部开始，沿着结肠走行向按摩，按照从右向左、从上到下的顺序按摩腹部，手法由弱到强、由慢到快，每次20分钟，每天2次。

（6）开塞露塞肛：产妇取侧卧位，将20 mL开塞露通过肛门挤入直肠内，刺激肠道蠕动，促进肛门排气。

（三）产褥感染

1. 概述

产褥感染是指分娩时及产褥期生殖道受病原体侵袭，引起产妇局部或全身感染，发病率为6%。产褥感染与产后出血、妊娠合并心脏病、严重的妊娠期高血压疾病是目前导致孕产妇死亡的四大原因。产褥病率是指分娩24小时以后至10日内，用口表每日测量体温4次，间隔时间为4小时，有2次体温大于等于38℃。产褥病率主要由产褥感染引起，还可由生殖道以外的感染，如急性乳腺炎、泌尿系统感染、上呼吸道感染、血栓性静脉炎等导致。

2. 原因及其机制

（1）诱因：正常女性阴道对外界致病因素入侵有一定的防御能力，此外，阴道有自净功能，且羊水中含有抗菌物质，因此妊娠和正常分娩通常不会造成产妇感染。只有当机体抵抗力、细菌毒力、细菌数量三者之间的平衡失调时，才会导致感染发生。主要的诱因有：

1）产妇体质因素：体质虚弱、营养不良、贫血、肥胖、免疫反应低下及患有慢性疾病等。

2）与分娩有关的因素：产程延长、胎膜早破、羊膜腔感染、分娩过程中频繁的阴道检查、产后出血、产后留置尿管等。

3）手术因素：剖宫产、急诊手术、人工剥离胎盘、产钳或胎头吸引术助产、会阴切口、裂伤等。

（2）病原体种类：产褥感染可为单一的病原体感染，也可为多种病原体的混合感染，其中以混合感染多见。正常女性阴道寄生大量微生物，包括需氧菌、厌氧菌等，可分为致病微生物和非致病微生物。

1）需氧菌。①链球菌：它是外源性产褥感染的主要致病菌。溶血性链球菌的致病性最强，能使病变迅速扩散引起严重感染。其临床特点是发热早、寒战，体温大于38℃，心率快，子宫复旧不良，子宫旁或附件区触痛，甚至并发败血症。②葡萄球菌：金黄色葡萄球菌和表皮葡萄球菌为主要致病菌。金黄色葡萄球菌多为外源性感染，易引起伤口严重感染。表皮葡萄球菌存在于阴道菌群中，引起的感染较轻。③大肠杆菌：以大肠埃希菌、变形杆菌、克雷伯菌多见是菌血症和感染性休克最常见的病原体。这些细菌常寄生于会阴、阴道、尿道口周围，能产生内毒素。

2）厌氧菌。①革兰阳性球菌：消化链球菌和消化球菌存在于正常阴道内，当产道损伤、胎盘或胎膜残留、局部组织缺氧坏死时，细菌可迅速繁殖，若与大肠杆菌混合感染，可发出异常恶臭的气味。②芽孢梭菌：主要是产气荚膜梭菌，产生外毒素溶解蛋白质而产气和溶血。产气荚膜梭菌引起的感染，轻者表现为子宫内膜炎、腹膜炎、败血症，重者表现为溶血、黄疸、血红蛋白尿、急性肾衰竭、循环衰竭、气性坏疽而死亡。③类杆菌属：

多与需氧菌和厌氧性球菌混合感染，形成局部脓肿，产生大量脓液。此外，还可引起化脓性血栓性静脉炎。

3）支原体与衣原体：解脲支原体可在女性生殖道内寄生，引起生殖道感染，多无明显症状，临床表现轻微；沙眼衣原体、淋病奈瑟菌等均可导致产褥期感染。

（3）感染途径。

1）内源性感染：女性生殖道寄生大量病原体，正常情况下不会致病。当孕产妇出现体质虚弱、营养不良、生殖道防御能力与自净作用降低或被破坏，细菌数量及毒力增加等诱发因素时，非致病菌可转为致病菌而引起感染，以厌氧菌多见。研究表明，内源性感染更重要，不但能引起产褥感染，而且还能在妊娠期通过胎盘、胎膜、羊水间接感染胎儿，导致流产、早产、胎膜早破、胎儿生长受限、死胎等不良后果。

2）外源性感染：指外界病原体进入产道而导致的感染。可通过消毒不严格或被污染的用具、各种手术器械、衣物以及临产前进行性生活等途径侵入机体造成感染，以溶血性链球菌为主。

3. 临床表现

产褥感染的三大主要症状是发热、疼痛、异常恶露。产褥早期发热的最常见原因是脱水，如在2～3天低热后突然出现高热，应考虑有感染的可能。由于感染的发生部位、程度、扩散范围不同，其临床表现也不同。

（1）外阴伤口感染：分娩时会阴裂伤、会阴切开引起的伤口感染，表现为会阴局部疼痛、压痛、切口周围有硬结、红肿且脓性分泌物增多，甚至出现伤口裂开，产妇坐位困难，可伴有低热，若发生深部脓肿，可伴有高热。

（2）急性阴道炎、宫颈炎：阴道挫裂伤的感染表现为黏膜充血、水肿、溃疡、脓性分泌物增多，可伴有轻度发热、畏寒、脉率加快等。阴道炎、宫颈炎可向深部蔓延引起盆腔结缔组织炎。

（3）子宫感染：病原体经胎盘剥离面侵入，扩散至子宫蜕膜层称为子宫内膜炎，表现为子宫内膜充血、坏死，阴道内有大量脓性分泌物，并伴有臭味；若侵入子宫肌层称为子宫肌炎，主要表现为腹痛、恶露增多并呈脓性，子宫有压痛，伴有头痛、高热、寒战、心率增快等全身感染症状。

（4）急性盆腔结缔组织炎及急性输卵管炎：病原体沿子宫旁淋巴扩散或血行至直肠、膀胱及子宫骶骨韧带周围，引起急性炎症反应而形成炎性包块，同时波及输卵管，形成急性输卵管炎。临床表现为单侧或双侧下腹部疼痛、压痛和反跳痛明显、肛门伴有坠胀感、高热、寒战、脉率增快、头痛等。淋病奈瑟菌沿生殖道黏膜上行感染至输卵管与盆腹腔，形成脓肿后，高热不退。

（5）急性盆腔腹膜炎及弥漫性腹膜炎：炎症继续扩展至子宫浆膜，形成盆腔腹膜炎。病情进一步发展，可发展成弥漫性腹膜炎。表现为下腹部有明显压痛和反跳痛，出现高热、恶心、呕吐、腹胀、腹痛等全身中毒症状。腹膜面分泌大量渗出液，纤维蛋白覆盖引起肠粘连，可在直肠子宫陷凹形成局限性脓肿，若脓肿波及肠管与膀胱，可导致腹泻、里急后重和排尿困难。急性期治疗不彻底可发展成慢性盆腔炎而导致不孕。

（6）血栓性静脉炎：盆腔内血栓性静脉炎常侵及子宫静脉、卵巢静脉、髂总静脉、髂内静脉和阴道静脉。以单侧多见，表现为寒战、高热，持续数周或反复发作。下肢血栓性静脉炎，病变多在股静脉、腘静脉及大隐静脉，表现为弛张热（体温在 39℃ 以上，波动幅度大，24 小时内波动范围超过 2℃，体温最低时仍高于正常），下肢持续性疼痛，因血液回流受阻，导致下肢皮肤发白和水肿。

（7）脓毒血症及败血症：感染血栓脱落进入血循环可引起脓毒血症，继而可并发感染性休克和肺脓肿、左肾脓肿。如果大量病原体进入血循环并繁殖，将导致败血症，表现为持续高热、寒战等全身中毒症状，严重者可危及生命。

4. 防治

产褥感染的处理原则是清除宫腔残留物；正确使用抗生素，控制感染；加强产妇营养，提高机体抵抗力。

（1）预防。加强孕期保健和卫生宣传，指导孕期加强营养，增强体质，告知孕妇临产前 2 个月应避免性生活及盆浴；及时治疗外阴炎、阴道炎及宫颈炎等慢性疾病和并发症；准确掌握手术指征，减少不必要的阴道检查及手术操作；做好个人卫生，保持会阴部清洁，勤更换会阴垫；产褥期严禁性生活，不宜盆浴。

（2）照护。

1）卫生指导：协助产妇做好皮肤和会阴护理，发热出汗时，及时清洁皮肤并更换衣服。勤更换会阴垫，并保持床单与被褥清洁干燥，预防感染加重。

2）体位：指导产妇半坐卧位或抬高床头，有利于恶露的排出和将炎症局限于盆腔内。如果是下肢静脉栓塞者，指导其卧床休息，并抬高患肢，使患肢高于心脏水平，有利于静脉回流。

3）休息：指导产妇保证充足的休息和睡眠，提高抵抗力。鼓励产妇尽早下床活动。

4）饮食指导：指导产妇合理膳食，进食高热量、高蛋白、高维生素食物，鼓励其多喝水。

5）心理支持：了解产妇和家属的心理状态，耐心解答产妇与家属的疑问，使产妇了解感染的症状、诊断和治疗的相关知识，消除疑问，减轻焦虑与恐惧。

6）病情观察。①生命体征：密切观察产妇生命体征的变化，尤其是体温，每 4 小时测量体温 1 次，并观察有无寒战、全身乏力等症状；②伤口：注意观察产妇腹部或会阴部伤口是否出现红、肿、热、痛等感染征象；③子宫复旧及恶露：了解宫底的高度、硬度及有无压痛，观察恶露的量、颜色、性状和气味。

7）自我观察及就医指导：教会产妇识别产褥感染征象，如发热、异常恶露、腹痛、腹部或会阴伤口红、肿、热、痛，或有脓性分泌物时，需及时就医。

（四）产后抑郁症

1. 概述

产后抑郁症是产褥期精神综合征中最常见的一种类型，是指产妇在产褥期出现抑郁症状，主要表现为持续和严重的情绪低落以及一系列的综合征，如动力减低、失眠、悲观等，甚至影响对新生儿的照料能力。通常在产后 2 周内出现症状，国内外报道发生率约为 30%。产后抑郁症目前已成为一种常见的公共健康问题，不仅使产妇躯体并发症增加、生活质量降低、自杀风险提高，而且对婴儿的发育和心理健康产生不良影响，引起国内外学者的广泛关注。

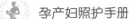 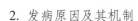

2. 发病原因及其机制

产后抑郁症的发病原因尚不清楚。研究表明，产后抑郁症是多种因素相互作用的结果。其中，包括神经内分泌因素、社会因素、心理因素、遗传因素和产科因素。

（1）神经内分泌因素：可能与神经内分泌失调有关。怀孕与分娩的过程中，体内内分泌环境发生了很大的变化，体内激素水平的急剧变化是发生产后抑郁的生物学基础。研究显示，产后孕激素、去甲肾上腺素和三碘甲状腺素、胎盘类固醇下降与产后抑郁密切相关。

（2）社会因素：与围生期负性生活事件有关，如丧亲、离婚、失业、家庭矛盾冲突、经济条件和居住环境差、缺少支持系统（特别是缺乏丈夫与长辈的支持和帮助）、暴力（包括冷暴力）等是导致产后抑郁较强的因素。研究表明，婴儿性别与产后抑郁的发生有关，生女婴的产妇的发病率高于生男婴的产妇。

（3）心理因素：敏感、以自我为中心、情绪不稳定、社交能力不良、好强求全、固执、内向等个性特征，容易产生心理障碍。对母亲角色有认同障碍、孕期压力大、焦虑的产妇也是高风险人群。

（4）遗传因素：有精神病家族史，或本人既往有抑郁病症史。

（5）产科因素：非计划怀孕、流产、妊娠并发症、难产、手术产等增加了产后抑郁的风险。

3. 临床表现

（1）情绪改变：表现为心情压抑、情绪淡漠、沮丧甚至焦虑、恐惧、易怒、孤独、伤心、流泪。产妇常因一点小矛盾，或者是一句无心之言而难过哭泣。

（2）自我评价降低：表现为自暴自弃，有负罪感，与家人关系不协调，对身边的人充满敌意。

（3）对生活缺乏信心：对很多事情不感兴趣，认为生活没有意义，出现厌食、疲倦、睡眠障碍、性欲减退症状。严重者出现绝望、自杀或杀婴倾向，或精神错乱、昏睡状态。

4. 产后抑郁症的影响

（1）对产妇的影响：患有抑郁症的产妇大脑皮层处于抑制状态，机体分泌缩宫素减少，子宫收缩不良或乏力，引起产后出血。若过度抑郁，去甲肾上腺素分泌也减少，子宫收缩进一步减弱，加重产后出血。此外，患有抑郁症的产妇缺乏自信与热情，出现人际关系协调障碍、睡眠障碍、食欲减退、性欲减退，严重影响日常生活和工作、夫妻感情、社交活动等。严重者可出现自杀、自残情况。

（2）对婴儿的影响：患有抑郁症的产妇启动乳汁分泌的时间迟、分泌量少，加上情绪低落、不愿意或者拒绝哺乳，从而影响母乳喂养，导致影响婴儿的生长与发育。研究表明，患有抑郁症的产妇难以正确处理好与婴儿的关系，母婴互动少，从而影响婴儿的情绪、行为和认知发育。此外，患有抑郁症的产妇有弃婴、杀婴等行为倾向。

5. 早期筛查与早期诊断

抑郁症的诊断至今尚无特异的实验室指标或影像学依据。主要是依靠病史特点、临床表现及各种筛查、诊断量表。临床研究对产后抑郁症的评估与诊断一般采用两步筛查法，即第一步采用量表筛查，第二步采用临床定式检查，做出符合相应诊断标准的临床诊断。

（1）抑郁症的筛查：对产妇使用自评量表进行早期筛查，有利于及时发现产后抑郁的危险因素，尽早干预以降低产后心理障碍的发病率。目前，国际上对产后抑郁的筛查最常用的量表有《爱丁堡产后抑郁量表》（EPDS）、《贝克抑郁量表》（BDI）、《产后抑郁筛选量表》（PDSS）。

1)《爱丁堡产后抑郁量表》，目前公认其对评定产后抑郁具有较高的灵敏度和特异度。评定时间范围是过去一周，总共 10 个条目，每一条目按 0～3 分进行 4 级评分，算各项目分数之总和。评分范围为 0～30 分，总分大于或等于 13 分提示产妇存在不同程度的抑郁症状，则视为筛查阳性。总分越高，抑郁程度越重。

2)《贝克抑郁量表》：13 个条目，每一条目按 0～3 分进行 4 级评分。根据总分，判断抑郁症状的有无及其严重程度：0～4 分为无抑郁，5～7 分为轻度，8～15 分为中度，16 分及以上为重度。

3)《产后抑郁筛查量表》：包括 7 个因素，每个因素由 5 个条目组成，共 35 个条目。按照同意到不同意的强烈程度进行 5 级评分，评分范围为 35～175 分。总分≥60 分为筛查产后抑郁病人的临界值；总分≥80 分为筛查重度产后抑郁的临界值。

(2) 抑郁症的诊断：产后抑郁症至今尚无统一的诊断标准。目前，应用较多的是美国精神病学会在《精神疾病诊断及统计手册》（第五版）（DSM－5）中制定的标准：在过去的 2 周内出现下列 5 条或 5 条以上症状，必须具备前 2 条。

1) 情绪抑郁。

2) 对全部或多数活动明显缺乏兴趣。

3) 体重显著下降或增加。

4) 失眠或睡眠过度。

5) 精神运动性兴奋或阻滞。

6) 疲劳或乏力。

7) 遇事皆感毫无意义或自责。

8) 思维力减退或注意力不集中。

9) 反复出现死亡或自杀的想法。

6. 防治

(1) 预防。①对有精神病家族史、抑郁史、不良孕产史（包括畸形、难产、死产等）的产妇，应多关心和安慰，避免不良刺激，增加其自信心。②提供良好的社会支持，特别是产妇的丈夫和家庭成员的情感和物质支持。③亲朋好友的帮助，家人的理解与帮助，有助于产妇的心理适应，平稳度过产褥期。④产后进行自我问卷调查，有助于早期发现和诊断抑郁症，及早进行干预。

(2) 照护。

1) 心理疏导：尊重产妇，耐心倾听产妇的想法和感受，表现出同情心和关爱，观察其心理变化，及时发现问题，帮助其解除不良的社会、心理因素。产后产妇的精神状态是最不稳定的，各种精神刺激都可能引起不良的心理反应，尤其是敏感问题，比如婴儿的性别、产妇体形恢复、孩子将加重经济负担等，应尽可能地避免提及。

2) 创造安静舒适的环境：产后产妇需要充分的睡眠和休息，应减少不必要的打扰，为产妇提供一个安静、清洁、温暖、阳光充足、空气新鲜的休养环境。

3) 帮助产妇适应母亲角色：初为人母的产妇，对如何哺育和照顾好孩子，通常会感到十分困惑，应主动与产妇进行沟通和交流，耐心地向产妇讲解产褥期的保健知识、母乳

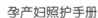

喂养知识，讲解新生儿正常的生理发育过程，教会产妇照护婴儿的基本技能，以增强其照护婴儿的信心，帮助其适应母亲角色。

4）建立良好的家庭氛围：鼓励和指导家人特别是产妇的丈夫在生活上和精神上应多关心和体贴产妇，多陪伴，帮助其解决实际问题，耐心倾听其诉说，让产妇感到被支持和尊重、理解，增强信心，能感受到自己在家庭、社会中的地位。

5）安全保护，防止意外：对于重症抑郁的产妇，要警惕其伤害性行为，保证时刻有人陪护，不可让婴儿单独与产妇相处，防止发生意外，并请心理医师或精神科医师治疗。

6）用药指导：对于中度抑郁症或心理治疗无效的产妇，需服用抗抑郁症药物治疗。尽量选用毒副作用小，特别是不通过乳汁排泄的抗抑郁药，教会产妇及其家属如何正确服用抗抑郁药及观察药物副作用，指导其不宜随意增减剂量，不能突然停药。在服药的过程中，如出现喉咙痛、头痛、持续恶心、呕吐、心跳加速等情况，需及时就医。起床或站立时应缓慢起身，以防出现直立性低血压而跌倒，并注意保持口腔清洁。未经医生同意，严禁使用其他任何抗抑郁的药物。

二、相关实训内容与操作规程

（一）切口的观察与护理

【目的】
（1）保证切口愈合良好。
（2）预防切口感染。
【方法】
（1）仔细观察切口有无红肿、渗血和渗液。
（2）腹部表皮的切口一般在术后 5～7 天愈合，但完全恢复需要 4～6 周，一般一年半左右切口是红色的瘢痕，之后逐步变成白色的瘢痕。切口未愈合前，保持切口周围清洁干燥，避免弄湿切口的敷料。缝合手术切口多用可吸收的缝合线，术后一般不需要拆线。因此，术后 7 天后即可拆除敷料。
（3）休息时可侧卧微屈体位，减少腹部的张力和拉扯切口。
（4）避免增加腹压的动作，如提重物、弯腰等动作。如果咳嗽或大笑时，用手固定切口。若手术切口为直切口的产妇，下床活动时建议用弹性腹带包裹腹部，以保护切口和减轻疼痛。
（5）出院指导：出现切口有红肿、渗血、渗液、化脓、发热、疼痛加重等，可能发生切口感染，应及时送医院诊治。
【注意事项】
（1）下床时应避免直接用腹部力量坐起。
（2）剖宫产术后 1 周后切口愈合好，无红肿、渗血、渗液、发热等情况，可淋浴。
（3）增加蛋白质食物，促进切口愈合，避免进食辛辣刺激性的食物，以免影响切口复原。

（二）Kegel 训练

【目的】
锻炼耻尾骨肌肉群，以达到增强尿道阻力的目的，预防尿失禁，同时可以帮助恢复骨盆肌的紧张力，刺激生殖区使其增加血流量，从而改善性功能。

【方法】

1. 操作前准备

（1）环境清洁，无人员打扰。

（2）产妇取舒适体位。

2. 操作步骤

（1）指导产妇吸气时收缩肛门，保持 3～5 秒。

（2）呼气时放松肛门。

（3）每次进行 10～15 分钟，一天 2～3 次。

【注意事项】

（1）整个锻炼过程中，除盆底肌外，全身其余肌肉保持放松状态，避免腹部、大腿、臀部肌肉收紧。

（2）整个过程中正常呼吸，不要屏气。

（3）持之以恒才能看到效果。

（三）生命体征的测量

【目的】

判断体温、脉搏、呼吸、血压有无异常，监测体温、脉搏、呼吸、血压变化，分析热型，间接了解心脏、呼吸功能及循环系统功能情况。

【方法】

1. 操作前准备

（1）用物准备：体温计、记录本、笔、计时器、血压计。

（2）产妇：情绪平稳，半小时内无洗澡、运动、喝热水。测量血压的肢体无外伤。

（3）环境：环境清洁、舒适、安静。

2. 操作流程

（1）体温的测量：

1）擦干腋窝的汗液。

2）将体温计置于腋窝，屈肘过胸夹紧 10 分钟。

3）10 分钟后取出体温计，查看读数。

（2）脉搏的测量：食指、中指、无名指指腹按压在桡动脉处，力度适中，以触及脉搏搏动为宜。计时 30 秒（30 秒脉搏跳动的次数乘以 2 即为每分钟脉搏的次数）。如果产妇有心脏病，应该手动测量脉搏 1 分钟跳动的次数即为每分钟脉搏的次数。

（3）呼吸的测量：测脉搏后即观察胸腹起伏，测呼吸计时 30 秒乘以即为每分钟呼吸的次数，异常时测 1 分钟记录结果。

（4）血压的测量：①水银血压计测量。卷袖露出手臂→放血压计（肱动脉、心脏、血压计零点处于同一水平）→系袖带（袖带下缘距肘窝上 2～3 cm 处，松紧以放入一指为宜）→听诊器置于肱动脉搏动处→充气→放气→读数（第一声搏动刻度数值为收缩压，声音减弱或消失所指刻度数值为舒张压）松袖带→关血压计→记录。②电子血压计测量。取坐位或平卧位→排尽血压计袖带内的空气→袖带平垫缠于上臂中部，松紧以放入一指为宜，下缘距肘窝上 2～3 cm 处→按开始键→读取读数。

【注意事项】

（1）应选择健康一侧肢体进行测量体温、脉搏、血压。

（2）呼吸不规律的孕妇，测量呼吸的时间应为 1 分钟。

（3）进食、饮水、面部热敷、腋窝局部冷热敷、剧烈运动、紧张等情况休息 30 分钟后再测量。

（四）《爱丁堡产后抑郁量表》的使用

《爱丁堡产后抑郁量表》被广泛运用于我国孕产妇抑郁症的筛查，分别涉及心境、乐趣、自责、焦虑、恐惧、失眠、应付能力、悲伤、哭泣和自伤 10 个条目（见表 5–1）。

表 5–1　爱丁堡产后抑郁量表（EPDS）

您刚生了孩子，我们想了解一下您的感受，请选择一个最能反映您过去七天感受的答案。

在过去的七天内：

1. 我能够笑着看到事物有趣的一面，并笑得开心
A. 同以前一样　　　0 分
B. 没有以前那么多　1 分
C. 肯定比以前少　　2 分
D. 完全不能　　　　3 分

2. 我欣然期待未来的一切
A. 同以前一样　　　0 分
B. 没有以前那么多　1 分
C. 肯定比以前少　　2 分
D. 完全不能　　　　3 分

3. 当事情出错时，我会不必要地责备自己
A. 没有这样　　　　0 分
B. 不经常这样　　　1 分
C. 有时候这样　　　2 分
D. 经常这样　　　　3 分

4. 我无缘无故感到焦虑和担心
A. 一点也没有　　　0 分
B. 极少这样　　　　1 分
C. 有时会这样　　　2 分
D. 大部分时候会这样　3 分

5. 我无缘无故感到害怕和惊慌
A. 一点也没有　　　0 分
B. 不经常这样　　　1 分
C. 有时候这样　　　2 分
D. 相当多时候这样　3 分

6. 很多事情冲着我来，使我透不过气
A. 一点也没有　　　0 分
B. 不经常这样　　　1 分
C. 有时候这样　　　2 分
D. 大多数时候这样　3 分

7. 我很不开心，以至于失眠
A. 一点也没有　　　0 分
B. 不经常这样　　　1 分
C. 有时候这样　　　2 分
D. 大部分时间这样　3 分

8. 我感到难过和悲伤
A. 一点也没有　　　0 分
B. 不经常这样　　　1 分
C. 相当多时候这样　2 分
D. 大部分时候这样　3 分

9. 我不开心到哭
A. 一点也没有　　　0 分
B. 不经常这样　　　1 分
C. 有时候这样　　　2 分
D. 大部分时间这样　3 分

10. 我想过要伤害自己
A. 没有这样　　　　0 分
B. 很少这样　　　　1 分
C. 有时候这样　　　2 分
D. 相当多时候这样　3 分

测试计分说明：（A 计 0 分，B 计 1 分，C 计 2 分，D 计 3 分）

A _____ 个，B _____ 个，C _____ 个，D _____ 个；

您测出的分数：_____ 分

【目的】

（1）及早发现产后抑郁的产妇。

（2）及早进行有效的干预和治疗。

【方法】

发现产妇有抑郁倾向，影响日常生活，使用《爱丁堡产后抑郁量表》进行自评。

步骤1：做好解释，取得产妇的理解与配合。

步骤2：产妇在自评量表中，在每个条目中选择一个最能反映过去7天内感受的选项。

步骤3：计算总分。计分说明：A＝0分，B＝1分，C＝2分，D＝3分，将各项得分累计相加。

步骤4：根据总分进行判断。总分等于或大于13分诊断为产后抑郁症，应及时进行综合干预。总分越高，抑郁程度越严重。

【注意事项】

（1）自评量表于产后6周进行。

（2）完成量表评定时间约为5分钟。

（3）强调评定的时间范围是过去一周。

（刘运霞　陆丹华）

第三节 剖宫产术后产妇教育与实施

学习目标

1. 了解产褥期静脉血栓发生的原因。
2. 了解产后避孕的重要性。
3. 了解产褥期妇女盆底组织的变化。
4. 熟悉静脉血栓的临床表现。
5. 熟悉产后避孕工具的选择。
6. 熟悉盆底康复治疗适应证和禁忌证。
7. 掌握静脉血栓的预防和治疗。
8. 掌握阴道哑铃训练的操作规程。
9. 掌握踝泵运动的操作规程。

一、相关知识

(一) 静脉血栓

1. 概述

在静脉血流迟缓、血液高凝状态及血管内膜损伤的条件下，静脉发生急性非化脓性炎症，并继发血栓形成的疾病称为静脉血栓。绝大多数静脉血栓的形成发生在盆腔及下肢的深静脉。多见于产后、骨折及创伤、手术后的患者。若出现肢体疼痛、肿胀、浅静脉怒张并沿静脉可触及索条状物，应考虑静脉血栓的可能性。血栓形成早期易于脱落，可造成大片肺梗死，是猝死原因之一。由于妊娠及产褥期的一系列生理性变化及病理妊娠的特点，孕产妇发生静脉血栓栓塞症（venous thromboembolism，VTE）风险明显增加。

2. 发生原因与机制

深静脉血栓形成的三大因素——静脉血流滞缓、静脉壁损伤和血液高凝状态，至今仍为各国学者所公认，现分述如下。

（1）静脉血流滞缓。造成血流缓慢的原因有：久病卧床，术中、术后以及肢体制动状态，久坐不动等。手术中脊髓麻醉或全身麻醉导致周围静脉扩张、静脉流速减慢，由于麻醉作用，致使下肢肌肉完全麻痹、失去收缩功能，术后又因切口疼痛和其他原因，卧床休息时，下肢肌肉处于松弛状态，致使血流滞缓，诱发下肢静脉血栓形成。据 Borow 报道，手术持续时间与深静脉血栓的发生有关：手术持续时间 1～2 小时，发病率为 20%；2～3 小时，发病率为 46.7%；3 小时以上为 62.5%。（国外报道的发病率远较国内高）并发现 50% 在术后第 1 天发生，30% 在术后第 2 天发生。Sevitt 通过临床观察证明，血栓常起自静脉瓣膜袋静脉连续处，以及比目鱼肌等处的静脉窦。比目鱼肌静脉窦内的血流，是依靠肌肉舒缩作用向心回流，因此，它是血栓形成的易发部位。血栓也可发生于无瓣膜，可能因被前方的右髂总动脉压迫所致。约24%髂外静脉是有瓣膜的，在此瓣膜的近端，也有相当高的血栓发生率。

（2）静脉壁损伤。

1）化学性损伤：静脉内注射各种刺激性溶液和高渗溶液，如各种抗生素、有机碘溶液、高渗葡萄糖溶液等，均能在不同程度上刺激静脉内膜，导致静脉炎和静脉血栓形成。

2）机械性损伤：静脉局部挫伤、撕裂伤或骨折碎片创伤，均可产生静脉血栓。髂总静脉骨盆骨折，常能损伤髂总静脉或其分支，均可并发髂股静脉血栓形成。

3）感染性损伤：化脓性血栓性静脉炎由静脉周围感染灶引起较为少见，如感染性子宫内膜炎，可引起子宫静脉的脓毒性血栓性静脉炎。

（3）血液高凝状态。这是引起静脉血栓形成的基本因素之一。各种大型手术使高凝状血小板黏聚能力增强，术后血清纤维蛋白溶酶活化剂和纤维蛋白溶酶两者的抑制剂水平均有升高，从而使纤维蛋白溶解减少。脾切除术后，由于血小板骤然增加，可增加血液凝固性。烧伤或严重脱水，使血液浓缩，也可增加血液凝固性。晚期癌肿如肺癌、胰腺癌，其他如卵巢癌、前列腺癌、胃癌或结肠癌，当癌细胞破坏组织时，常释放许多物质，如黏蛋白凝血活素等，使某些酶的活性增高，也可使血液凝固。避孕药可降低抗凝血酶Ⅲ的水平，从而增加血液的凝固度。大剂量应用止血药物，也可使血液呈高凝状态。

综合上述，静脉血栓的形成单一因素尚不能独立致病，常常是两个或三个因素的综合作用造成深静脉血栓形成。例如，产后深静脉血栓形成发病率高，是综合因素所致。产后子宫内胎盘剥离，能在短期内迅速止血，不致发生产后大出血，这与血液的高凝状态有密切关系。妊娠时胎盘产生大量雌激素，足月时达最高峰。其中，雌三醇的量可增加到非孕时的1000倍，雌激素促进肝脏产生各种凝血因子，同时，妊娠末期体内纤维蛋白原也大量增加，致使血液呈高凝状态，产后再加上卧床休息，使下肢血流滞缓，从而有发生深静脉血栓的倾向。单纯血流滞缓不足以产生静脉血栓，有时伴有血管壁的损伤，如直接损伤慢性疾病或远处组织损伤产生白细胞趋向性因子，使白细胞移向血管壁，同样内皮细胞层出现裂隙，基底膜的内膜下胶的显露均可使血小板移向血管内膜，导致凝集过程的发生。

静脉血栓可分为三种类型：①红血栓或凝固血栓。组成比较均匀，血小板和白细胞分布在红细胞与纤维素的胶状块内。②白血栓。包括纤维素成层的血小板和白细胞只有极少的红细胞。③混合血栓。最常见包含白血栓组成头部、板层状的红血栓和白血栓构成体部、红血栓或板层状的血栓构成尾部。

3. 临床表现

静脉血栓最常见的主要临床表现是一侧肢体的突然肿胀，患下肢静脉血栓形成，患者局部感觉疼痛，行走时加剧，轻者局部仅感沉重，站立时症状加重，主要有以下几个特征。

（1）肿胀。患肢肿胀的发展程度需依据每天用卷带尺精确的测量并与健侧下肢对照粗细，单纯依靠肉眼观察是不可靠的，这一体征对于确诊深静脉血栓具有较高的价值，小腿肿胀严重时常致组织张力增高。

（2）压痛。静脉血栓部位常有压痛，因此，下肢应检查小腿肌肉、腘窝、内收肌管及腹股沟下方股静脉。

（3）Homans 征。将足向背侧急剧弯曲时，可引起小腿肌肉深部疼痛。小腿深静脉血栓时，Homans 征常为阳性。这是由于腓肠肌及比目鱼肌被动伸长时，刺激小腿肌肉内病变的静脉而引起。

（4）浅静脉曲张。深静脉阻塞可引起浅静脉压升高，发病 1～2 周后可引起浅静脉曲张。

（5）足背动脉减弱或消失。当病情继续进展，肢体肿胀对下肢静脉造成压迫，以及动脉血供障碍，出现足背动脉和胫后动脉搏动消失。

同时，根据静脉血栓形成的部位不同，可出现各种不同的临床表现，现分析如下：

（1）小腿深静脉血栓形成：虽然小腿深静脉是术后最易发生血栓的部位，但有时常被漏诊。常见的症状有小腿部疼痛及压痛，小腿部轻度肿胀或肿胀不明显，Homans 征可为阳性，浅静脉压常属正常。

（2）股静脉血栓形成：绝大多数股静脉血栓继发于小腿深静脉血栓，但少数股静脉血栓也可单独存在。体征为在内收肌管部位、腘窝部和小腿深部均有压痛。患侧小腿及踝部常出现轻度水肿，患肢静脉压较健侧升高 2～3 倍，Homans 征为阳性或阴性。

（3）髂股静脉血栓形成：绝大多数髂股静脉血栓形成继发于小腿深静脉血栓，但有时原发于髂股静脉或髂静脉。产后女性以及骨盆骨折、盆腔手术和晚期癌症患者易发生。病变发生在左侧下肢深静脉较右侧多 2～3 倍，这可能是由于左侧髂总静脉的行径较长，部分左髂部总静脉腔受右髂总动脉压迫的缘故。偶尔也可能由于左髂总静脉与下腔静脉交界处存在先天性网状畸形。

4. 防治

（1）预防。一是产后、长期卧床、昏迷、大手术后制动等高危人群，应预防性应用抗凝药物。二是股骨头骨折、较大的骨科或盆腔手术、中老年人如有血黏度增高等危险因素者，在接受超过 1 小时的手术前大多采用小剂量肝素预防。三是急性心肌梗死用肝素治疗也对预防静脉血栓形成有利。华法林和其他同类药物也可选用。四是对于有明显抗凝禁忌者，可采用保守预防方法，包括早期起床活动、穿弹力长袜等。定时充气压迫腓肠肌有较好的预防效果。五是踝泵运动。踝泵运动就是指通过踝关节的运动，起到像泵一样的作用，促进下肢的血液循环和淋巴回流，它包含踝关节的屈伸和绕环运动。踝泵运动对于长期卧床及手术后患者的功能恢复有着至关重要的作用。

1）踝泵运动原理：跖屈（下绷脚尖）时，小腿三头肌收缩变短，胫骨前肌放松伸长；背伸（上勾脚尖）时，胫骨前肌收缩变短，小腿三头肌放松伸长。肌肉收缩时，血液和淋巴液受挤压回流，肌肉放松时，新鲜血液补充。通过这样简单的屈伸脚踝，可以有效促进整个下肢的血液循环。与绕环动作原理相似。

2）适应证：久坐久站人群。如长时间乘坐飞机、火车或久坐办公室者，可以预防下肢静脉曲张。长期卧床或手术后的制动，均可能导致血流变慢，血小板在血管周边停留和聚集，容易形成血栓，这些因素都会影响下肢功能的恢复。如果血栓一旦脱落，栓塞到心、脑、肺等重要器官就可能危及生命。

3）踝泵运动方法：踝泵运动包括屈伸动作和环绕动作，循序渐进的练习可预防下肢静脉血栓的发生。具体的实施方法详见相关实训内容与操作规程。

（2）治疗。根据下肢静脉血栓形成的深浅、部位等决定，通常需要 1～3 个月，甚至需要终身抗凝治疗。

1）一般治疗。①密切观察患肢周径及颜色的变化：如患肢周径不断增加，说明静脉回流受阻；颜色加深、温度升高，说明出现感染，应及时通知医生，积极处置。②抬高患肢：卧床休息，患肢抬高略超过心脏水平，促进血液回流，减轻浅静脉内压力，使疼痛减轻。急性期嘱患者卧床休息并抬高患肢30°，以利于静脉回流，减轻水肿。③避免碰撞伤肢：在护理过程中嘱患者注意安全，严防再次碰撞伤。④加强静脉血管的保护：急性期患者需大量静注扩血管、抗凝及溶栓药物，发热患者需输注抗生素。为保护静脉血管，每日热敷穿刺处2次，预防浅静脉炎发生。⑤保持大便通畅，以免用力排便使血栓脱落导致肺栓塞。患者起床后需要穿弹力袜或用弹性绷带包扎腿部。⑥下肢静脉血栓形成最严重的并发症为肺栓塞。临床护理时，若发现患者有咳嗽、胸闷、胸痛、口唇紫绀、咯痰带血等应引起高度重视。除严密观察病人病情变化外，还应及时将情况通知医生。

2）药物治疗。

抗凝血疗法：这是深静脉血栓形成现代最主要的治疗方法之一。正确地使用抗凝剂可降低肺栓塞并发率和深静脉血栓形成的后遗症。其作用在于防止已形成的血栓继续滋长和其他部位新血栓的形成，并促使血栓静脉较迅速地再管化。常用的抗凝血剂有肝素、低分子肝素、香豆素类衍化物等。

a. 肝素：这是一种有效的抗凝剂，药效迅速，静脉注射10分钟后，就能有效地控制血液凝结力。其作用时间短，在体内迅速被破坏，大部分被酶破坏，小部分经肾排泄。静脉注射3～6小时后，血液凝固时间即能恢复正常。给药途径可经皮下脂肪层、肌肉静脉注射。但血小板减少症（HIT）等并发症较为高发。低分子肝素皮下注射，出血概率低，较少出现血小板减少症。

b. 香豆素类衍化物：华法林为传统抗凝药物，需要监测凝血酶原时间和国际标准化比（INR）。

静脉溶血栓疗法：急性下肢静脉血栓形成或并发肺栓塞，在发病1周内的病人可应用纤维蛋白溶解剂（包括链激酶及尿激酶）治疗。适应证和禁忌证同抗凝血疗法。

a. 链激酶、尿激酶：链激酶是从溶血性链球菌培养液中提制，尿激酶则从人尿中提制，两者均是有效的活化剂，能激活血液中纤维蛋白酶原，使之转变为纤维蛋白酶。此酶可水解纤维蛋白成为小分子多肽，达到溶解血栓的目的。

b. 组织型纤溶酶原激活物（TPA）：为近年来研制成功的仅作用于血栓部位的新溶栓药物，自子宫组织或人体黑色素瘤细胞瘤培养液中提取，能激活血浆中的纤溶酶原成为纤溶酶溶解血栓。

介入溶栓疗法：适用于发病后10天内或合并肺栓塞时。主要是用尿激酶（UK）灌注，亦可考虑应用相应剂量的链激酶溶栓治疗。

3）介入治疗：腔内介入下腔静脉滤网置放术，目的是通过在下腔静脉内放置滤网，使下腔静脉血栓脱落后不致引起肺栓塞。

4）手术治疗：对于广泛性髂股静脉血栓形成伴动脉血供障碍而肢体趋于坏疽者（股青肿），需手术取栓。髂股静脉血栓取除术的手术时间，一般在血栓发病72小时内，尤以48小时内效果最好。手术时间越早，血栓与静脉壁粘连、炎症反应程度越轻，静脉内膜破坏程度越轻，继发血栓形成越少，手术取栓越彻底，术后疗效越好。在做髂股静脉切开取栓时，需暂时性阻断下腔静脉或髂总静脉，以防取栓时血栓脱落发生肺栓塞。目前采用的方法是，先做静脉造影以明确诊断了解阻塞范围，髂股静脉血栓取除术可在局麻或全麻下进行；然后在健侧腹股沟部做一小切口，显露股静脉，插入带气囊的腔静脉阻断导管，在取栓时充气，暂时阻断下腔静脉回流；最后再做患侧腹股沟部切口，显露股静脉，插入

Fogarty 导管（一种带气囊的导管）向近心端到达髂总静脉，充气后，将血栓缓慢地拉出。术后需应用抗凝血疗法。对于慢性的下肢静脉血栓形成，可以考虑再建静脉旁路，主要有大隐静脉—腘静脉旁路术、耻骨上静脉旁路术和股—腔静脉等人造血管旁路术。

（二）产后的性生活与避孕

避孕是计划生育的重要组成部分，是指采用药物、器具及利用女性的生殖生理自然规律，使女性暂时不受孕。常用的避孕方法有放置宫内节育器及口服激素避孕药。

1. 避孕的重要性

避孕，对于产后女性而言迫切而且必要，产后一旦开始恢复性生活，就需要使用避孕方法，刚生产完的女性尤其要注意避孕。由于刚生产不久，女性子宫恢复不完全，如果发生意外妊娠，对女性的身体是一个很大的伤害。很多新妈妈由于不懂得避孕或采取了不正确的避孕方法，常常在生下宝宝几个月后又再次妊娠，只能前往医院进行人工流产手术。由于产后女性的生殖器官还未恢复到正常，子宫很软，而做了剖宫产的女性子宫上还有伤口，人工流产的时候很容易发生损伤，如子宫穿孔、肠管破裂、大出血等，对身体的损害很大，有时会发生并发症甚至危及生命。因此，产妇应该了解不同避孕工具的避孕原理和避孕方法，选择适合自己的避孕手段，避免意外妊娠。

2. 避孕的原理

避孕是采用科学手段使女性暂时不受孕。避孕主要控制生殖过程中 3 个关键环节：①抑制精子与卵子产生；②阻止精子与卵子结合；③使子宫环境不利于精子获能、生存，或不适宜受精卵着床和发育。理想的避孕方法应符合安全有效、简便、实用、经济的原则，对夫妻双方无不良影响，使两者均能接受及乐意持久使用。

3. 避孕工具的选择

（1）宫内节育器。宫内节育器避孕是指将避孕器具放置于子宫腔内，通过局部组织对它的各种反应达到避孕效果，是一种安全、简便、经济、有效、可逆的避孕方法。以带铜宫内节育器应用最为广泛。现介绍几种常见的宫内节育器，如图 5-5 所示。

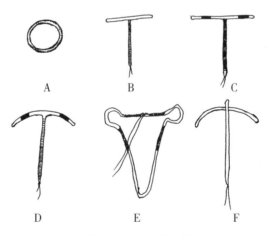

图 5-5 宫内节育器

注：A. 金属圆环；B. TCu-200；C. TCu-220；D. TCu-380；E. V 型节育器；F. 宫腔内能释放孕酮的避孕器。

1）适应证：凡育龄女性无禁忌证、要求放置 IUD 者。

2）禁忌证：①妊娠或妊娠可疑；②生殖道急性炎症；③人工流产出血多，怀疑有妊娠组织物或感染的可能；中期妊娠引产、分娩或剖宫产胎盘娩出后，子宫收缩不良有出血或潜在感染的可能；④生殖器官肿瘤；⑤生殖器官畸形，如中隔子宫、双子宫等；⑥宫颈内口过松、重度陈旧性宫颈裂伤或子宫脱垂；⑦严重的全身性疾病；⑧宫腔小于 5.5 cm 或大于 9.0 cm（除了足月分娩后、大月份引产后或放置含铜无支架 IUD）；⑨近 3 个月内有月经失调、阴道不规则流血；⑩有铜过敏史。

3）放置时间：①月经干净 3～7 日无性交；②人工流产后立即放置；③产后 42 日恶露已净，会阴伤口愈合，子宫恢复正常；④剖产后半年放置；⑤含孕激素 IUD 在月经第 3 日放置；⑥自然流产于转经后放置，药物流产 2 次正常月经后放置；⑦哺乳期放置应先排除早孕；⑧性交后 5 日内放置为紧急避孕方法之一。

（2）激素避孕。激素避孕（hormonal contraception）指女性使用甾体激素达到避孕，是一种高效避孕方法，甾体避孕药的激素成分是雌激素和孕激素。

1）甾体激素避孕药的种类：第一代复方口服避孕药的孕激素主要为炔诺酮。第二代复方口服避孕药的孕激素为左炔诺孕酮，活性比第一代强，具有较强的抑制排卵作用。第三代复方口服避孕药的孕激素结构更接近天然黄体酮，有更强的孕激素受体亲和力，活性增强，避孕效果提高。同时几乎无雄激素作用，副作用下降。避孕药的种类包括：①口服避孕药；②长效避孕针；③探亲避孕药；④缓释避孕药：a. 皮下埋植剂；b. 缓释阴道避孕环；c. 避孕贴片。

2）甾体激素避孕药的禁忌证：①严重心血管疾病、血栓性疾病不宜应用，如高血压疾病、冠心病、静脉栓塞等。雌激素有促凝功能，增加心肌梗死及静脉栓塞发生率。②急、慢性肝炎或肾炎。③恶性肿瘤、癌前病变。④内分泌疾病，如糖尿病、甲状腺功能亢进症。⑤哺乳期不宜使用复方口服避孕药，因雌激素可抑制乳汁分泌。⑥年龄 >35 岁的吸烟女性服用避孕药，增加心血管疾病发病率，不宜长期服用。⑦精神病患者。⑧有严重偏头痛，反复发作者。

（3）外用避孕 ①阴茎套，也称避孕套，为男性避孕工具，作为屏障阻止精子进入阴道而达到避孕目的。②阴道套，也称女性避孕套，既能避孕，也可以防止性传播。③外用杀精剂，性交前置入女性阴道，具有灭活精子的作用。④安全期避孕，又称自然避孕，是根据女性生殖生理的知识推测排卵日期，在判断周期中的易受孕期进行禁欲达到避孕的目的。

4. 避孕方式的选择

哺乳期女性选择不影响乳汁质量和婴儿健康的避孕方法。宜选用男用避孕工具、宫内节育器，不宜使用甾体激素避孕药。因口服避孕药会改变体内激素水平，不仅会影响乳汁分泌减少，还会通过乳汁进入婴儿体内，对婴儿产生不利的影响。常用的避孕工具有阴茎套、阴道隔膜、宫内节育器。阴茎套使用简单，容易掌握且效果可靠，只要坚持正确地使用，成功率较高。阴道隔膜避孕法若使用方法正确，避孕效果好，避孕率可达 98%，但使用技术要求较高，使用前必须先请妇科医生进行妇科检查，根据阴道的情况选配合适的型号，在医生指导下使用，使用后保养也较麻烦。阴道分娩产妇月经结束后，就可以选择放置宫内节育器，此方法避孕效果较理想，具有高效、长效的特点，是我国目前使用最多且最受欢迎的一种女用避孕工具。剖宫产术后的产妇，所用的避孕方法应根据身体条件来选择。若无异常情况，一般术后 6 个月，无论是否哺乳，都可以采取放置宫内节育器的长效避孕方法。另外，哺乳期放置宫内节育器，应先排除妊娠，操作时注意要轻柔，防止子宫损伤。

（三）产后盆底功能康复

1. 产褥期女性盆底组织的变化

（1）产后女性盆底肌肉的损伤。盆底肌肉是指封闭骨盆底的肌肉群，女性的盆底肌肉犹如一张"吊网"，尿道、膀胱阴道、子宫、直肠等脏器被这张"网"紧紧吊住。盆底肌肉除了能使盆腔脏器维持正常位置，还参与了控制排尿、控制排便、维持阴道的紧缩度、增加性快感等多项生理活动。

一旦这张"网"弹性变差，"吊力"不足，便会导致"网"内的器官无法维持在正常位置，从而出现相应功能障碍，如大小便失禁、盆底脏器脱垂等。产后的女性，也就是经历了妊娠和分娩的女性，不论是顺产还是剖宫产，十月怀胎的过程都使其骨盆底部的肌肉不可避免地受到损伤。其机理为：正常体位时，人体正常的生理弯曲使腹腔压力和盆腔脏器的重力指向骶骨；而妊娠时，腰部向前突出，腹部向前鼓起，向下突出，使重力辅线向前移，而使腹腔压力和盆腔脏器的重力指向盆底肌肉，加上子宫重量日益增加，使盆底肌肉处在持续受压中而逐渐松弛，严重时导致盆底功能障碍。

（2）产后女性盆底功能障碍的危害。妊娠和分娩使盆底肌肉受损的必然性导致了女性盆底功能障碍性疾病的常见性和多发性。盆底肌肉功能没有及时康复将逐渐发展为尿失禁、子宫脱垂、膀胱和阴道壁膨出等盆底功能障碍，并且随着年龄的增长，身体生理功能下降，激素水平下降，肌肉更加松弛，相应的并发症就会越来越严重，给女性造成难以言状的痛苦。我国已婚已育的女性 45% 都有不同程度的盆底功能障碍，但由于对盆底功能障碍缺乏基本的认识，甚至错误地认为生完孩子后出现这些问题是很正常的，于是，大多数女性都默默忍受着这种疾病带来的痛苦。这种疾病虽然要不了命，却给女性的生活带来极大的不便，严重影响了女性的生活质量。欧美国家更是把尿失禁喻为"社交杀手病"，足见其危害性。

（3）盆底功能障碍的表现。产后盆底功能障碍的常见症状有阴道松弛、压力性尿失禁、性生活不满意、反复泌尿感染等。如没有得到及时治疗，日后还可能伴有子宫脱垂、膀胱和尿道膨出、尿道内括约肌关闭不全、尿失禁等并发症。

盆底功能障碍初期表现为阴道松弛、性生活不满意。不仅给产妇带来身体上的不适，还可能因阴道松弛、性生活过程中不会或不能收缩盆底肌肉而导致男女双方性快感下降，影响婚姻生活质量。

最常见的症状为压力性尿失禁。轻度表现为咳嗽、喷嚏、大笑或提重物等增加腹压时尿液不自主溢出；中度表现为走路快就会尿湿裤子；重度表现为站立时都会发生尿失禁。有些妇女需要长期使用护垫或尿片，而且泌尿系统反复感染如尿频尿急，使生活质量受到严重影响，也严重影响了个人形象和社交生活。

后期发生子宫脱垂更是苦不堪言，患者阴部有下坠感，阴道发胀不适，伴有小腹胀痛，腰背酸痛，重度脱垂的子宫在走路时经常会摩擦到，引起溃疡、化脓或子宫肥大等问题，且不易痊愈。

2. 盆底功能训练的目的

主要目的是促进产后盆底肌功能恢复，预防产后并发症的发生。

3. 盆底康复治疗适应证

（1）盆底肌肉松弛：产后 42 天的女性，30 岁以上的已婚女性。

（2）尿失禁：压力性尿失禁（咳嗽等腹压增加时可能出现遗尿等症状）、膀胱不稳定性尿失禁、混合性尿失禁。

（3）器官脱垂：轻、中度子宫脱垂，膀胱脱垂，肛门脱垂。

（4）阴道异常：阴道膨出、阴道松弛、阴道痉挛。

（5）性生活不和谐：性交疼痛、性欲下降、无性高潮。

4. 盆底康复治疗禁忌证

并不是所有的产妇都适合做产后盆底肌肉康复训练，那么，产后盆底肌肉康复训练的禁忌证有哪些？

（1）产后恶露尚未干净。如果产后恶露没有干净，产妇在做产后盆底肌肉康复训练的治疗过程中，会增加盆腔感染的概率。因此一般建议产后恶露干净后才可以做。除恶露不干净外，尿路感染，产后怀孕，还有产后来月经期间，都是产后盆底肌肉康复训练的禁忌证，都需要相关疾病好转康复后，才建议做产后盆底肌肉康复训练。

（2）腹部或者会阴伤口裂开。对于部分产后腹部手术疤痕或者会阴侧切疤痕裂开的产妇，暂时不建议做产后盆底肌肉康复训练。由于在训练的过程中有可能会使伤口裂开，导致伤口感染，因此，需要相应的伤口愈合后，才建议做产后盆底肌肉康复训练。

（3）有恶性肿瘤。对于患有恶性肿瘤的产妇，如果选择做产后盆底肌肉康复训练，在仪器电理疗的刺激下，有可能会刺激肿瘤细胞的恶化、转移，像这一类的产妇也不建议做产后盆底肌肉康复训练，但是可以做相应的瑜伽盆底肌肉康复训练。

（4）有神经系统疾病，比如癫痫等，或者装有心脏起搏器等。这也是盆底肌肉康复训练的禁忌证。因为在盆底肌肉康复训练的仪器电理疗刺激下，容易诱发癫痫或者影响心脏起搏器工作。

5. 盆底康复的方案

盆底功能障碍的治疗分为手术治疗和非手术治疗，非手术治疗主要有盆底肌肉锻炼法、生物反馈疗法及电刺激疗法。

产后盆底肌肉锻炼法是产后盆底功能恢复、预防盆底功能障碍的最简便方法，如果错失产后康复的良机，就只能选择手术治疗，不仅成本高，效果不甚理想，而且对身体损伤大，增加病人的痛苦，同时会带来更多的社会医疗问题。

盆底康复训练器，又称阴道哑铃、凯格尔球，是盆底肌肉训练的辅助产品，它通过锻炼女性的骨盆肌肉，来防止阴道等盆腔器官松弛，对维持各类盆底功能障碍性疾病的治疗效果起到重要作用。妊娠、分娩、绝经等过程，会引起女性盆底功能障碍，表现为阴道松弛、尿频、尿急、漏尿、子宫脱垂、阴道壁膨出等。Kegel 运动简单、方便，收缩 3 秒，放松 3 秒，不受场地时间限制，能有效治疗压力性尿失禁，增强盆底肌力，改善盆底血液循环，提高性生活满意度。但是在临床中，一些女性无法正确收缩，或者感受不到收缩的效果，这时就需要凯格尔球的帮助。

二、相关实训内容与操作规程

（一）盆底功能训练（阴道哑铃）

【目的】

通过锻炼女性的骨盆肌肉来防止阴道等盆腔器官松弛，对维持各类盆底功能障碍性疾病的治疗效果起到重要作用。

【方法】

1. 准备工作

（1）选择阴道哑铃：阴道哑铃一套共5只球，从1～5号，体积由大到小，重量由轻到重，最轻的球体体积最大且斜面角度最大，可使松弛的阴道更容易夹住球体，刺激本体感觉；最重的球体体积最小且斜面角度减小，可增加训练难度。

（2）清洁阴道哑铃：首次使用前，首先对阴道哑铃进行清洗。可以使用对人体皮肤无刺激的洗手液、沐浴液等清洗，不可用碘伏、酒精或其他化学试剂清洗或擦拭，以免造成医用橡胶绳老化损坏。

2. 操作步骤

步骤1：开始锻炼盆底肌肉时，应从最轻，也就是1号哑铃开始练习。拿出1号哑铃，用清水洗净擦干或使用喷雾型消毒水消毒后，用干净的布或无菌纸巾擦干再使用。每次使用前可用润滑剂增加润滑度。

步骤2：首先选用仰卧姿势，将哑铃放入阴道2 cm（大概是食指一个指节的长度）。如图5－6所示，将阴道哑铃的绳子留在体外，以便练习完取出。收缩盆底肌应感到球体上升。2～3天后可站立起来进行锻炼。

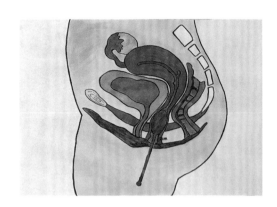

图5－6 阴道哑铃放置

步骤3：站立时双脚叉开与肩等宽。站立状态无法夹住球体时，仍进行仰卧位训练。站立状态下球体不掉出，2～3天后可依次进行走路、爬楼梯、咳嗽、跳跃等动作来进行练习。跳跃时可夹住球体不掉，一段时间后换2号球。依次类推。

步骤4：每号球可锻炼2周及以上时间，不要急于更换，每次锻炼15～20分钟。盆底肌收缩方式有两种，一种是快肌，另一种是慢肌。快肌的收缩方式是快收快放，5次为一组，慢肌的收缩方式是收缩放松，5 秒为一组。盆底肌肌力练习的基础练习为上述两种收缩方式交替练习。每天训练 2～3 组为宜，组间需让盆底肌适当休息。

步骤 5：采取仰卧位或蹲位，用手拉住阴道外哑铃的胶绳，将阴道哑铃取出即可。阴道哑铃使用完毕后清洗备用。

【注意事项】

（1）在阴道哑铃训练前，需到正规医院对盆底肌肌力进行筛查和盆腔器官进行相关评估，做好妇科方面的筛查，排除炎症，避免因为异物接触而发生不良反应。

（2）训练者应在专业机构或医院的指导下循序渐进练习，长期坚持锻炼。

（3）阴道哑铃使用完毕后需仔细清洗，可以用沐浴露清洁后晾干存放备用。

（4）阴道哑铃的禁忌：

1）经期和不明原因出血时禁用。

2）阴道炎、尿道炎急性期禁用。

3）不明原因过敏时禁用。

4）孕期禁用。

5）阴道壁有伤口或切口，建议痊愈一月后再使用。

6）性生活时或性生活后不要立刻使用康复器。

（二）踝泵运动

【目的】

通过踝关节运动，起到像泵一样的作用，促进下肢的血液循环和淋巴回流，预防双下肢静脉血栓的形成，预防肌肉萎缩、关节僵硬。

【方法】

（1）屈伸动作：可以躺或坐在床上，下肢伸展，大腿放松，缓缓勾起脚尖，尽力使脚尖朝向自己，至最大限度时保持 10 秒，然后脚尖缓缓下压，至最大限度时保持 10 秒，然后放松，这样一组动作完成。稍休息后可再次进行下一组动作。反复地屈伸踝关节，最好每个小时练习 5 分钟，一天练 5～8 次（见图 5－7）。

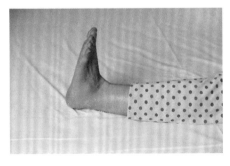
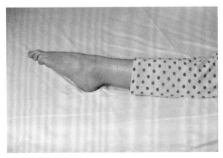

a. 上抬脚尖　　　　　　　　　b. 下压脚尖

图 5－7　屈伸动作

（2）绕环动作：可以躺或坐在床上，下肢伸展，大腿放松，以踝关节为中心，脚趾做360°绕环，尽力保持动作幅度最大。绕环可以使更多的肌肉得到运动。可顺时针和逆时针交替进行。（见图5–8）

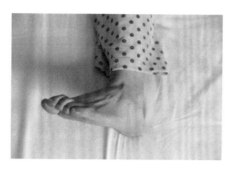
a. 逆时针绕环

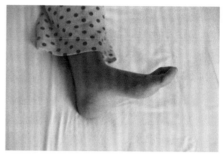
b. 顺时针绕环

图5–8 绕环动作

【注意事项】

由于手术后长时间静卧，血液循环不畅，肌肉、肌腱会有不同程度的萎缩，绕环动作的幅度会受限，甚至出现痛感。如果体力不够，或疼痛剧烈，只做屈伸动作效果也不错。疼痛缓解后，增加绕环动作。另外，踝部术后或石膏固定者不宜进行踝泵练习。训练时，用力要循序渐进，逐渐适应后再增加强度。训练中，如感觉疼痛难忍，可减少训练的时间及次数。健康人群每隔1小时做几组踝泵运动对身体而言是有利无弊的。

（陆丹华 刘运霞）

第六章　三级产妇照护师考核相关知识与实训

 第一节　高危产妇生活与照料

学习目标

1. 了解产后出血、妊娠高血压、妊娠糖尿病的诊断、病因及发病机制。
2. 熟悉产后出血、妊娠高血压、妊娠糖尿病的概述、分类及其对母婴的影响。
3. 掌握高危产妇的活动方式及产褥操。
4. 能制订高危产妇饮食方案。
5. 掌握高危产妇跌倒风险评估方法。

一、相关知识

（一）产后出血

1. 产后出血概述

产后出血是分娩严重的并发症，是导致产妇死亡的四大原因之一。近年来，产后出血一直是导致孕产妇死亡的首要原因。产后出血是指胎儿娩出后 24 小时内，阴道分娩出血量大于等于 500 mL，剖宫产出血量大于等于 1000 mL。胎儿娩出后 24 小时内出血量大于等于 1000 mL 称为严重产后出血。若经宫缩剂、持续性子宫按摩或按压等保守措施无法止血，需要外科手术、介入治疗甚至切除子宫的严重产后出血称为难治性产后出血。将分娩后在产褥期内发生的子宫大量出血称为晚期产后出血，常见于产后 1～2 周，也有迟至产后 2 个月发病。阴道出血多表现为少量或中等量，持续或间断。也可表现为大量出血，同时有血凝块排出。产妇可伴有寒战、低热，且常因失血过多导致贫血或失血性休克。

2. 产后出血诊断

主要根据临床表现估计出血量。诊断产后出血的关键在于对出血有正确的测量和估计，错误低估出血量将会丧失抢救时机。突发大量的产后出血易得到重视和早期诊断，而缓慢、持续的少量出血和血肿容易被忽视。出血量的绝对值对不同体质量者临床意义不同，因此，最好能计算出产后出血量占总血容量的百分比，妊娠末期总血容量的简易计算方法为非孕期体质量（kg）×7%×（1＋40%），或非孕期体质量（kg）×10%。

3. 产后出血的病因及发病机制

产后出血的主要原因是子宫收缩乏力、胎盘因素、软产道裂伤和凝血功能障碍。这四大原因可共存，相互影响，也可互为因果。

（1）子宫收缩乏力是产后出血的最主要原因，占产后出血原因的 70%～80%。胎儿娩出后正常情况下，子宫肌纤维收缩和缩复使胎盘剥离面迅速缩小、血窦关闭，出血得到控制。任何影响子宫肌收缩和缩复功能的原因，均可引起子宫收缩乏力性出血。常见因素：①全身性因素。如高龄、肥胖、体质虚弱、有急慢性病史、精神过度紧张、对分娩恐惧等。②产科因素。产程过长、滞产使体力消耗过多，妊娠期高血压疾病、胎盘早剥、前置胎盘、宫腔感染等。③子宫因素。子宫肌壁过度膨胀，子宫肌纤维过度伸张，从而影响肌纤维缩复，如巨大儿、胎儿水肿综合征、羊水过多、多胎妊娠、巨大胎盘、α–地中海贫血等；子宫肌壁损伤，结缔组织相对增多，出现退行性改变。如肌瘤剔除术后、产次过多、剖宫产史、子宫发育不良等；子宫病变，如子宫肌纤维变性、子宫肌瘤、子宫畸形等；药物因素，临产后使用镇静剂过多、深度麻醉或使用子宫收缩抑制剂等。

（2）胎盘因素包括胎盘滞留（常见原因是膀胱充盈、胎盘嵌顿、胎盘剥离不全）、胎盘粘连、胎盘植入、胎盘或胎膜部分残留等。

（3）软产道裂伤包括会阴、阴道及宫颈裂伤，严重者可达阴道穹隆、子宫下段裂伤甚至子宫破裂。常见原因有急产（产力过强或用力过猛）、巨大胎儿分娩（胎儿大小估计不足，未做会阴切开或切口不够大）、阴道手术助产（如产钳、手转胎头、内倒转术或肩难产）、外阴组织弹性及伸展性差（如会阴先天性发育不良，外阴、阴道炎症改变）等。

（4）凝血功能障碍常见原因有原发性血液疾病，如血小板减少症、再生障碍性贫血、重症病毒性肝炎等；产科并发症，如胎盘早剥、羊水栓塞、死胎、重度子痫前期等。可引起弥散性血管内凝血（DIC），导致子宫大量出血。

（5）其他因素包括子宫内翻，多因第三产程处理不当造成，如过度用力压迫宫底或强行猛力牵引脐带等。

4. 生活照护

（1）产妇基础代谢较高出汗多，加上乳汁分泌，需水量高于一般人，故产褥期饮食应注意水分补充。可适当多食用易消化的带汤的炖菜，如鸡汤、鱼汤、排骨汤、猪蹄汤、豆腐汤等，有助于促进饮食舒适度和补充水分。

（2）每天的膳食应包括平衡膳食宝塔中的各类食物，如粮谷类、鱼禽蛋类、蔬菜和水果类、豆类及其制品、奶类及其制品等。

（3）母乳中的蛋白质、脂肪和乳糖浓度与膳食状况无明显相关，母乳中钙、锌和铁的含量不受膳食含量的影响。母乳中的必需脂肪酸、脂溶性和水溶性维生素含量，主要取决于母乳膳食摄入量，其最重要的保证措施是多样化的平衡膳食。

（4）正常哺乳每日随乳汁分泌约 200 mg 的钙。尽管乳汁中的钙不受膳食钙含量的影响，但当钙的摄入量不足时，会动员自身的骨钙来维持乳汁中钙含量的稳定。乳母的钙的推荐摄入量为 1000 mg/d。奶类及其制品含钙丰富而营养成分齐全，且易于吸收利用，是产褥期补钙的最好食物来源。若产妇每日饮奶总量达 500 ml，则可获得约 540 mg 的钙，加上深绿色蔬菜、豆制品等含钙丰富的食物，则比较容易达到钙推荐摄入量。如奶类摄入达不到上述推荐量，则需经注册营养师评估后适当补充钙制剂。为增加钙的吸收和利用，建议补充适量的维生素 D（每日 400 μg）或适当户外活动。

（5）为了弥补膳食不足，可以选择适当的营养素补充剂，补充膳食中可能摄入不足的营养素，如 DHA（每日 200mg）、维生素 A（每日视黄醇 500 ～ 1000μg）等。

（6）高危产妇饮食指导

1）产后出血：除以上饮食指导内容外，还需根据产妇饮食习惯、身体恢复情况鼓励进食营养丰富、易消化食物，尤其是进食含铁、蛋白质、维生素的食物。

2）妊娠高血压：合理饮食，避免过多摄入脂肪和盐，增加富含蛋白质、维生素、铁、钙和其他微量元素的食物；在医师指导下补充钙剂、维生素等。具体参考第三章第三节妊娠高血压饮食方案。

3）妊娠糖尿病：个体化的饮食计划应以优化食物选择、满足产妇营养需求、获得理想的血糖控制为基本原则。具体参考第三章第四节妊娠糖尿病饮食方案。

5. 活动指导

指导高危产妇合理休息与活动，减少机体的耗氧量。应根据病情的程度、发生发展的速度及基础疾病等，与产妇一起制订休息与活动计划，逐渐提高产妇的活动耐力水平。

（1）产后出血：

1）轻度贫血者，无须做太多限制，但要注意休息，避免过度疲劳。中度贫血者，增加卧床休息时间，但若病情允许，应鼓励其生活自理，活动量应以不加重症状为度，并指导产妇在活动中进行自我监测脉搏。若自测脉搏大于或等于 100 次/分钟或出现明显心悸、气促时，应停止活动。必要时，在产妇活动时给予协助，防止跌倒。中度贫血者多伴有贫血性心脏病，缺氧症状明显，应予舒适体位（如半坐卧位）卧床休息，以达到减少回心血量、增加肺泡通气量的目的，从而缓解产妇的呼吸困难或缺氧症状。待病情好转后可逐渐增加活动量。严重者给氧，以改善组织缺氧症状。

2）大量失血后产妇抵抗力低下，体质虚弱，活动无耐力，生活自理有困难，应主动给予产妇关爱与关心，使其增加安全感，教会产妇一些放松的方法，鼓励产妇说出内心的感受，针对产妇的具体情况，有效地纠正贫血，增加体力，不增加活动量，以促进身体的康复。

（2）妊娠期高血压疾病：产后运动可根据身体状况和个人喜好选择不同的运动方式，如腹式呼吸、卧位体操、肌力训练、有氧运动、瑜伽、盆底肌肉锻炼（Kegel 训练）等。产后前 4 周，循序渐进地进行呼吸功能训练、肌力训练，同时可以提高心肺功能；产后 4 ～ 6 周可开始规律的有氧运动，运动量可根据身体情况和个人耐受程度逐渐增加。根据产妇血压及身体状况可适当调整运动计划，培养规律锻炼的习惯。

（3）妊娠期糖尿病：适量增加运动量。根据产妇身体状况和伤口恢复情况，尽早下床活动，可采用产褥期保健操，并缓慢增加有氧运动及力量训练。

（4）高危产妇产后运动：可以练习产褥操，帮助子宫恢复和恶露排出。阴道产产妇在产后第 2 周可以开始练习产褥操，帮助子宫恢复，促进恶露排出和膀胱功能的恢复，增强胃肠功能，还可以促进盆底肌和韧带的恢复。

具体操作为：①仰卧，双手贴在身体两侧，吸气时收腹，呼气时做缩肛运动，共 50 次。②双腿并拢缓缓抬起，尽量使腿和身体成直角，然后放下。重复动作 10 次。③腿在空中交替做骑车蹬腿运动。最开始可以做 3 分钟，然后根据身体适应力逐渐延长时间。有人觉得剖宫产后要静卧不动，等待体力恢复，这是不对的。只要体力允许，要尽早下床活动并逐渐增加活动量。但是要跟阴道产产妇的瘦身运动方案有所区别，一是因为刀口愈合

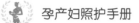

需要时间，二是剖宫产后产妇腰腹部比较脆弱，强行锻炼会对身体造成损伤。建议剖宫产后4周左右等切口愈合后，再进行瘦身运动。

二、相关实训内容与操作规程

（一）饮食方案

1. 产后出血

纠正不良的饮食习惯，增加含铁丰富食物的摄取，促进食物中铁的吸收，包括改变不合理的饮食结构与方式，预防性增加含铁丰富的食物或铁强化食物；多吃含铁丰富的食物；食物多样化，多吃富含维生素的食物；多吃高蛋白的食物。

产后出血食谱

猪肝菠菜汤

材料：菠菜、猪肝、姜、盐、生抽、淀粉、胡椒粉、香油适量。

做法：

（1）菠菜洗净，切段。

（2）猪肝洗净后切成小薄片。加淀粉、生抽、胡椒粉拌匀腌10分钟。

（3）菠菜入沸水氽烫半分钟后，捞出沥干。

（4）锅中倒入清水煮开，放入姜片及猪肝煮1分钟，再加入菠菜，调入盐及香油即可。

功效：猪肝含有丰富的铁元素、维生素、不饱和脂肪酸，菠菜含大量铁元素、维生素和叶酸，能够给人体补血、补充营养。

---

2. 妊娠期高血压疾病

鼓励健康的饮食如控制食盐摄入（＜6g/d）、戒烟等。鼓励超重孕妇控制体质量（BMI控制在 $18.5 \sim 25.0 \ kg/m^2$，腹围＜80cm），以减小再次妊娠时的发病风险，并利于长期健康。

妊娠期高血压产后食谱

三鲜冬瓜汤

原料：海带（鲜）100g、冬瓜 500g、海虹 30g、料酒 5g、盐 3g、味精 1g、大葱 5g、姜 5g、猪油 15g。

制作方法：

准备好食材，海带切成块状，冬瓜去皮籽，切成块。

干贝用温水泡软，洗净，去杂质放入锅内。

加少许水、料酒、葱、姜片，用中火煮至酥烂。

往锅内放少许猪油，烧至五成热，放入冬瓜、海带略炒一下，加入开水，用中火煮 30 分钟。

早放入泡好的干贝原汤，烧沸后用味精、食盐调味即可。

3. 妊娠期糖尿病

控制水果的摄入量，每日 250g 左右，适当增加五谷杂粮（如荞麦、燕麦、黑米等）在粮食摄入中的比例，产后不过多食用红糖、桂圆、红枣、糯米等含糖分较高食物，控制脂肪的摄入量，烹调用油每日 25～30g，保证优质蛋白质食物的摄入哺乳期热量相应增加 10%～20%。

妊娠期糖尿病产后菜谱

肉沫虾仁蒸蛋羹

原料：鸡蛋、肉沫、虾仁、各类调味料

制作方法：

热锅下油，放葱姜爆香放入肉沫翻炒至水分渐干，再放入虾仁炒熟备用。

将鸡蛋打散成蛋液，调入谁混合均匀，上锅蒸熟。

将炒好的肉馅、虾仁连同汤汁一起倒入，封好保鲜膜放锅中蒸煮 5 分钟即成。

（二）跌倒风险评估

跌倒是指突发的、非自主的、非故意的体位改变，而使脚底以外的部位停留在地上、地板上或者更低的地方。按照国际疾病分类第十版（ICD－10）对跌倒的分类，包括以下两类：①同一平面的跌落；②从一个平面至另一个平面的跌落。

【预防步骤】

（1）评估，确定产妇是否属于高危人群。

（2）分析，辨识导致跌倒的危险因素。

（3）计划与实施，制定适合个人防范跌倒的措施。

【目标】

提供安全性环境，采取有效措施，降低跌倒的风险。

【方法】

（1）评估产妇生活自理能力、评估居住环境及家庭情况。了解产妇的治疗及用药。

跌倒高危产妇包括：①主诉头晕、头痛者；②直立性低血压者；③视/听觉障碍者；④使用镇静药、安眠药、降压药、降血糖药者；⑤跌倒史者；⑥贫血者：中度贫血以上（Hb < 90 g/L 者）；⑦水、电解质紊乱：呕吐、腹泻者；⑧睡眠障碍者。

（2）告知产妇/家属评估结果，以及采取的相应措施和配合要点。

（3）根据评估结果制订措施，提供安全的环境。指导产妇穿防滑鞋，如产妇体力不支、步态不稳或行动不便时，指导其不要独自下床活动。如需要卧床休息时，请勿下床活动。

（4）保持房间过道通畅、地面干爽，拖地时需要告知产妇。

（5）浴室地面铺防滑垫，沐浴时需有人陪同，沐浴时间不宜过长。

（6）告知产妇需要协助时，请呼叫寻求帮助。并应加强对产妇的关心与照顾。

【结果标准】

（1）产妇/家属掌握识别跌倒的危险因素及预防方法。

（2）措施得当，有效防止跌倒。

第二节　高危产妇保健与护理

学习目标

1. 了解产后出血的临床表现。
2. 熟悉产后出血的保健与护理措施。
3. 掌握妊娠期高血压疾病产后保健与护理措施。
4. 掌握妊娠期糖尿病产后保健与护理措施。
5. 掌握产后出血量的计量方法。

一、相关知识

（一）产后出血

1. 产后出血主要临床表现

胎儿娩出后，阴道流血过多或严重者出现失血性休克、严重贫血等相应症状和体征。

（1）阴道流血。不同原因所致的产后出血临床表现不同。子宫收缩乏力表现为子宫软、轮廓清、色暗红。胎盘因素所致的出血：多数在胎儿娩出数分钟后出现大量阴道出血，色暗红。软产道裂伤所致的出血：为胎儿娩出后立即出现阴道流血，色鲜红。隐匿性软产道裂伤所致的出血：常伴有阴道疼痛或肛门坠胀感，而阴道流血不多。凝血功能障碍性出血：胎儿娩出后阴道流血呈持续性，且血液不凝。

（2）低血压症状。产妇出现面色苍白、烦躁、出冷汗，主诉口渴、头晕、心慌，出现脉搏细数、血压下降甚至休克等症状。

（3）失血性休克。早期临床表现：阴道流血过多、头晕、口渴、面色苍白、心慌、出冷汗、头晕、脉弱及血压下降等。打哈欠、怕冷、表情淡漠、呼吸急促，甚至烦躁不安，很快进入昏迷状态。体征表现：血压下降，脉搏细数，子宫收缩乏力性出血及胎盘因素所致出血者，子宫轮廓不清，触不到宫底，按摩后子宫收缩变硬，停止按摩又变软，按摩子宫时阴道有大量出血。血液积存或胎盘已剥离而滞留于子宫腔内者，宫底可升高，按摩子宫底部刺激宫缩，可促使胎盘和瘀血排出。因软产道裂伤或凝血功能障碍所致的出血，腹部检查宫缩较好，轮廓较清晰。

（4）继发性贫血。一般贫血共有的表现：面色苍白，乏力、易倦、头晕、头痛、心悸、气促、耳鸣等。特殊表现：皮肤干燥、角化、萎缩、无光泽，毛发干枯易脱落，指（趾）甲扁平、不光整、脆薄易裂，甚至出现反甲或匙状甲；黏膜损害多表现为口角炎、舌炎、舌乳头萎缩，可出现食欲不振，严重者可发生吞咽困难。

2. 产后出血的保健与护理措施

（1）观察子宫复旧及恶露情况。

（2）产后出血的服药指导。

孕产妇照护手册

生血宁片：中药制剂，主要成分为铁叶绿酸钠，其结构及生理功能与人体血红素相似。它不仅能够有效地补充铁元素，而且有刺激骨髓造血的功能，疗效优于传统铁剂，副作用较小，是一种临床常用的补血制剂，产妇也可以服用。它具有益气补血的功效，中医用来治疗气血两虚型的缺铁性贫血疾病。适应证有面部、肌肤萎黄或苍白，神疲乏力，眩晕耳鸣，心悸气短，舌淡或舌胖，脉弱等。

知识拓展

生血宁片服药指导

用法用量：口服，轻度缺铁性贫血患者，一次2片，一日2次；中、重度患者，一次2片，一日3次；儿童患者，一次1片，一日3次。30天为一疗程。不良反应：少数患者用药后可见上腹不适、恶心；个别患者大便次数增多，出现皮疹。注意事项：

服药期间注意复查血常规、血清铁等相关生化指标，以指导治疗。

建议在吃完饭半小时到一小时后服用，可以减轻药物对胃肠黏膜的刺激，同时可以让肠道更好地吸收药物，进而将药效发挥到最大程度。

选用温水送服，切勿使用牛奶、茶水、饮料等饮品送服，此类饮品不仅易与药物发生反应，同时还会大大降低药效。

平时要注意加强膳食管理，用药期间最好不要吃刺激性食物。

在服用生血宁片期间，患者大便有时会发黑，这是由于过多的铁元素没有被充分吸收，这种情况一般不需要处理。

（二）妊娠期高血压疾病

1. 生活方式干预

鼓励健康的生活习惯，如规律的体育锻炼、戒烟等。鼓励超重孕妇控制体质量（BMI应控制在18.5～25.0 kg/m²，腹围<80cm），以减小再次妊娠时的发病风险，并有利于长期健康。因子痫前期而早产、有两次及两次以上子痫前期史的女性，根据自身条件可以考虑每年评估血压、血脂、空腹血糖和BMI。

2. 妊娠期高血压产后用药护理

（1）子痫前期孕妇，产后1周内是产褥期血压波动的高峰期，高血压、蛋白尿等症状仍可能反复出现甚至加重，此期仍应每天监测血压。如产后血压升高≥150/100 mmHg应继续给予降压治疗。

（2）哺乳期可继续使用产前服用的降压药物，但禁用血管紧张素转化酶抑制剂（ACEI）和血管紧张素受体阻滞剂（ARB）类（卡托普利、依那普利除外）降压药物。

（三）妊娠期糖尿病

1. 生活方式干预

饮食建议增加蔬菜、水果、高纤维谷物和鱼类的摄入量；用植物油代替动物脂肪；用低脂乳制品和肉类代替高脂；并限制高能量产品的摄入。体力活动建议每周进行150分钟中等强度的体育锻炼。使健康体质量产后达到怀孕前的体质量。而对于超重女性，建议体质量减轻5%～10%。

2. 妊娠期糖尿病产后用药护理

由于胎盘娩出，抗胰岛素激素迅速下降，妊娠期应用胰岛素者需重新根据产妇的血糖值评估胰岛素的用量。

3. 母乳喂养

有妊娠前糖尿病或GDM的孕妇在分娩后进行母乳喂养。鼓励产妇在分娩后立即进行母乳喂养，以避免发生新生儿低血糖，并在产后至少持续哺乳6个月，以降低儿童肥胖和母体高血糖的风险。

二、相关实训内容与操作规程

产后出血量的计量

目前，临床上测量失血量常用的简捷方法有以下三种。

1. 容积法

常用有刻度的器皿收集阴道出血并测量，可简便准确地了解出血量。

2. 称重法

失血量（mL）＝［血敷料湿重（g）－血前敷料干重（g）］/1.05（血液比重g/L）。

3. 面积法

将血液浸湿的面积按10 cm×10 cm为10 mL计算。另外，目测失血量往往比实际出血量低估30%～50%。

诊断产后出血的关键在于对出血量有正确的测量和估计，错误的低估将会丧失抢救时机。突发的、大量的产后出血易得到重视和早期诊断，而缓慢、持续的少量出血和血肿容易被忽视。出血量的绝对值对不同体质量者临床意义不同，因此最好能计算出产后出血量占总血容量的百分比。

妊娠晚期总血容量的百分比的简易计算方法：非孕期体质量（kg）×7%×（1＋40%），或非孕期体质量（kg）×10%。

第三节 高危产妇教育与实施

1. 掌握产后出血、妊娠期高血压疾病和妊娠期糖尿病的产后病情观察要点。
2. 掌握产后出血、妊娠期高血压和妊娠期糖尿病的产后就医指导。
3. 掌握产后子宫按摩的方法。

一、相关知识

（一）病情观察

1. 产后出血

（1）子宫软硬度的观察。子宫肌收缩会压缩血管并减缓血流。这增加了凝结及防止失血的可能性。因此缺乏子宫肌的收缩会导致出血。

子宫收缩乏力：子宫轮廓不清，摸不到宫底，出血多为间歇性阴道流血，血色暗红，有血凝块。有时阴道流血量不多，但按压宫底有大量血液或血块自阴道涌出。宫缩乏力是产后出血最常见的原因，占70%。尿潴留会导致子宫收缩乏力。子宫位于膀胱和直肠之间，尿潴留时，膀胱充盈，压迫子宫影响子宫收缩，造成子宫收缩乏力引起出血。临床表现为下腹胀痛、尿急、窘迫感，拒按，叩诊呈浊音，可触及胀大的膀胱。

休克指数。诊断产后出血的关键在于对出血量有正确的测量和估计，错误低估将会丧失抢救时机。突发的大量的产后出血易得到重视和早期诊断，而缓慢、持续的少量出血和血肿容易被忽视。出血量的绝对值对不同体质量者临床意义不同。采用休克指数法估计出血量情况，如表6-1所示。

表6-1 休克指数法估计出血量

休克指数	估计出血量（mL）	占总血容量百分比（%）
<0.9	<500	<20
1.0	500～1000	10～30
1.5	1500～2000	30～50
2.0	2500～3500	>50

注：休克指数＝心率/收缩压（mmHg）。

（3）休克的表现。①休克代偿期：出血量小于总血容量的20%，表现为精神紧张或烦躁、面色苍白、手足湿冷、心率加快、过度换气等。血压正常或稍高，反映小动脉收缩情况的舒张压升高，故脉压缩小，尿量正常或减少。②休克抑制期：神志淡漠、反应迟钝，甚至可出现神志不清或昏迷、口唇发绀、出冷汗、脉搏细速、血压下降、脉压缩小。③休克失代偿期：四肢冰冷，脉搏扪不到，血压测不出，无尿、DIC、呼吸衰竭、心力衰竭、肾衰。

（4）血红蛋白。通过血红蛋白数值可以判断出血程度，血红蛋白每下降 10 g/L 失血 400 ～ 500 mL。贫血的分期：①轻度贫血 Hb80 ～ 110 g/L。②中度贫血 Hb60 ～ 80 g/L。③重度贫血 Hb < 60 g/L，HCT < 13%，此时易发生贫血性心脏病，甚至导致心衰，危及母婴生命。轻度贫血无症状；重度贫血可表现为乏力、易疲劳、脱发、头晕、眼花、耳鸣、皮肤黏膜苍白；重度贫血可有极度苍白，常伴全身水肿和腹水、晕厥，甚至出现贫血性心脏病、视网膜水肿。

（5）恶露情况。子宫收缩乏力时子宫轮廓不清，摸不到宫底，出血多为间歇性阴道流血，血色暗红，有血凝块，有时阴道流血量不多，但按压宫底有大量血液或血块自阴道涌出。

（6）排尿的观察。①排尿时间。②尿量，包括膀胱是否鼓胀，按压膀胱区有无尿意。③主诉，有尿意但排尿困难，有尿不尽感。④剖宫产：尿管是否通畅。

产后尿潴留会导致产后出血。尿潴留会导致子宫收缩乏力，子宫位于膀胱和直肠之间，尿潴留时，膀胱充盈，压迫子宫影响子宫收缩，造成子宫收缩乏力引起出血。

（7）伤口的观察。①剖宫产腹部伤口情况：敷料是否干燥、敷料外有无渗血、渗液。②顺产会阴伤口情况：会阴部是否疼痛，有无里急后重便意感。

2. 妊娠期高血压

（1）健康史。详细询问产妇此次妊娠经过，出现异常现象的时间及治疗经过；既往病史有无原发性高血压、慢性肾炎及糖尿病等；有无家族史。

（2）身心状况。典型的妊娠期高血压产妇出现高血压、水肿、蛋白尿，根据病变程度不同，出现相应的临床表现。除监护产妇一般健康状况外，需重点监护产妇的血压、水肿、蛋白尿、自觉症状以及抽搐、昏迷等情况。在监护过程中应注意以下两种情况。

一是血压情况。定期监测血压，及时发现血压变化。血压有升高者，需休息 1 小时后再测，可正确反映血压情况。同时不能忽略测得的血压与其基础血压的比较。需要继续监测血压，只有监测血压才能够知道血压的日常情况，以及判断治疗以后的效果，所以监测是治疗的前提。正常情况下，应该在产后 6 周左右血压恢复到正常范围，如果产后血压持续升高，提示可能转变为慢性高血压，应该前往心内科就诊调节血压。患有妊娠高血压疾病的孕妇在产后血压也要控制在标准的数值范围内，以免引发产后后遗并发症。产后的血压控制标准，要因人而异。

如果在标准数值上下，需要结合临床其他检测为指导，观察产妇有无其他生理系统的异样，或者是否是产后机体没有恢复而出现的短时间血压波动。通常，妊娠期轻中度高血压是指收缩压在 140 ～ 159 mmHg，舒张压 90 ～ 109 mmHg（发病率为 7% ～ 9%），而重度高血压是指收缩压 ≥ 160 mmHg 或舒张压 ≥ 110 mmHg。一般收缩压高压为 90 ～ 140 mmHg，舒张压低压 60 ～ 90 mmHg，每日血压波动 20 ～ 30 mmHg，上午 9 ～ 10 点最高，午夜 13 点最低。建议定时、定血压计、定测压上肢和卧位，观察测量血压。清淡低盐饮食，勿食高脂辛辣刺激食物，避免情绪激动。在医生的指导下进行降血压药物治疗。

二是水肿情况。发生的原因除妊娠期高血压疾病外，还可由营养不良性低蛋白血症以及贫血等引起，因此水肿的轻重并不一定能反映病情的严重程度。即使水肿不明显者，也有可能迅速发展为子痫，应引起重视。此外，还应注意水肿不明显，但体重于一周内增加

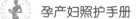

超过 0.5 kg 的隐性水肿。体重异常增加是水肿的信号，特点是自踝部向上延伸的凹陷性水肿（指压后受压部位不反弹），休息后并不能缓解。产后观察水肿消退情况，严重水肿者应准确记录 24 小时液体出入量及每日监测体重。

水肿情况

+ ：水肿限于膝部以下

+ + ：水肿延及大腿

+ + + ：水肿延及外阴及腹部

+ + + + ：全身水肿或伴有腹水

（3）实验室检查包括：血、尿常规、尿蛋白和特殊检查。留取 24 小时尿进行尿蛋白检查。24 小时尿蛋白定量≥0.3 g 者为异常。蛋白尿的出现反映了肾小管痉挛的程度以及肾小管细胞缺氧及其功能受损的程度，应给予高度重视。

（4）产妇症状。随时听取产妇主诉，观察产妇有无出现头晕、头痛、眼花、胸闷、恶心呕吐等症状。如出现以上情况，则提示病情进一步发展，应高度重视。

（5）抽搐与昏迷是最严重的表现。应特别注意发作状态、频率、持续时间、间隔时间、神志情况以及有无唇舌咬伤、摔伤甚至骨折、窒息或吸入性肺炎等。

1）子痫：多发生于妊娠晚期或临产前，称为产前子痫；少数发生于分娩过程中，称为产时子痫；个别发生在产后 24 小时内，称为产后子痫。产后子痫多发生在产后 24 小时。但产后 24 ～ 72 小时子痫仍可能发作，应严密监护。

2）侵入期：眼球固定，头偏向一侧，牙关紧闭。

3）强直期：全身肌肉强直。

4）抽搐期：12 分钟，呼吸暂停。

（6）心理状态。心理状态与病情的轻重、病程的长短、对疾病的认识、自身的性格特点及社会支持系统的情况有关。如有些产妇及其家属没有对妊娠期高血压疾病给予足够的重视；有些产妇对自身预后过分担忧和恐惧而终日心神不宁；也有些孕妇则产生否认、愤怒、自责、悲观、失望等情绪。产妇及家属均需要不同程度的心理疏导。

知识链接

子痫典型发作过程

　　前驱症状短暂，表现为意识丧失、眼球固定、瞳孔散大，瞬即头歪向一侧，牙关紧闭，继而出现口角及面部肌肉颤动，数秒后发展成典型的全身及四肢肌肉强直（背侧强于腹侧），双手紧握及双臂伸直，发生强烈的抽动。抽搐时产妇呼吸暂停，面色青紫。持续 1 分钟左右，抽搐强度开始减弱，全身肌肉松弛，随即深长吸气，可发出鼾声，恢复呼吸。病情转轻时，抽搐次数减少且间隔时间长者，抽搐后很快即可苏醒，但易激惹、烦躁；抽搐频繁且持续时间较长，产妇可陷入深昏迷状态。在抽搐过程中易发生跌倒、摔伤、唇舌咬伤甚至骨折等多种创伤，舌后坠或昏迷时呕吐，可造成窒息或吸入性肺炎。

---

　　3. 妊娠期糖尿病

　　首先要了解产妇病情轻重程度，有无并发症，因此需要密切观察。

　　（1）感染的监测：以泌尿系感染、阴道念珠菌感染最多见。有无泌尿道、皮肤、肺部等感染，有无外阴皮肤瘙痒（白色念珠菌感染）。

　　（2）有无饮食减退，恶心，呕吐，嗜睡，呼吸加快、加深，呼吸呈烂苹果味及脱水等酮症酸中毒表现。监测酮症酸中毒：表现为不明原因恶心、呕吐、乏力、头痛甚至昏迷，需检查血糖、尿酮体，必要时进行血气分析，以明确诊断。

　　（3）有无低血糖：与营养科和内分泌科共同管理产妇，指导进行饮食及运动治疗，必要时进行胰岛素治疗。理想的血糖控制标准为：空腹/餐前血糖 <5.3 mmol/L（95 mg/dL），餐后 2 小时血糖 <6.7 mmol/L，夜间血糖不低于 3.3 mmol/L（60 mg/dL），HbA1C <5.5%。

　　（4）有无四肢麻木等周围神经炎表现。

（二）就医指导

　　给产妇提供相应的就诊指导，指导特殊情况时需回院就诊或复诊。

　　1. 产后出血

　　（1）阴道出血量较多（出血量无明确规定，但明显多于月经量），或产后 10 天恶露仍有鲜红色。

　　（2）产妇出现眩晕或头晕、心慌等症状。

　　（3）切口有红肿热痛，有血迹及液体渗出。

　　（4）阴道产产妇有持续排便感需到医院排除阴道血肿可能。

　　2. 妊娠期高血压疾病

　　产妇产后身体各项功能都会有一定的异常，但随着时间推移，异常的功能会慢慢恢复，血压这一项检测也是。产后医院会随时监测产妇的各项生命体征，有异样会及时排查诊断。

3. 妊娠糖尿病

随访指导产妇定期接受产科和内科复查，GDM 女性在产后 6 ～ 12 周进行随访，指导其改变生活方式、合理饮食及适当运动，鼓励母乳喂养。随访时建议进行身高、体质指数、腰围及腹围的测定，了解产后血糖的恢复情况，建议所有 GDM 女性产后行 OGTT 测定，如产后血糖正常也需每 3 年复查 1 次 OCTT，以减少或推迟患有 GDM 者发展成为 2 型糖尿病患者。同时建议对糖尿病产妇的子代进行随访以及健康生活方式的指导。

建议所有计划妊娠的糖尿病、糖耐量受损（impaired glucose tolerance，IGT）或空腹血糖受损（impaired fasting glucose，IFG，即糖尿病前期）的女性进行妊娠前咨询。有 GDM 史者再次妊娠时发生 GDM 的可能性为 30% ～ 50%。因此，产后 1 年以上计划妊娠者，最好在计划妊娠前进行 OGTT，或至少在妊娠早期进行 OGTT。如血糖正常，也仍需在妊娠 24 ～ 28 周再进行 OGTT。糖尿病患者应了解妊娠可能对病情的影响。

二、相关实训内容与操作规程

产后子宫按摩的方法

从产前阵痛开始，子宫就开始了收缩，在临近分娩时收缩加速，胎盘娩出后，收缩并未立刻停止。此时的收缩主要是为了防止产妇大出血并促进恶露的排出。一般而言，子宫要恢复到孕前大小，需要 6 ～ 8 周，这一过程称为子宫的复旧。

经腹壁按摩宫底法：一只手在耻骨联合上方上推子宫，另一只手拇指在子宫底部前方，其余 4 指在子宫底部后方，均匀有力地按摩子宫底刺激宫缩，并压迫宫体迫使宫腔内积血排出。若是子宫下段收缩乏力出血，则采用一手拇指和 4 指放在子宫下段两侧，按摩子宫下段。经腹部按摩法对腹壁肥胖的产妇效果较差。

具体手法为：拇指和食指呈"人"字形分开，其余三指弯曲，按压子宫底部，适当用力按压和按摩宫底，挤出宫腔内积血，按摩子宫应均匀而有节奏，直到子宫变硬，轮廓清晰，要求手不要离开下腹部，左右手交替地连续按摩子宫，切忌暴力连续揉压子宫。

（徐　敏　刘　莉）

参考文献

［1］安力彬，陆虹．妇产科护理学［M］．6 版．北京：人民卫生出版社，2017.

［2］宝宝树．孕期百科［M］．杭州：浙江文艺出版社，2017.

［3］北京协和医院．产科诊疗常规［M］．北京：人民卫生出版社，2012.

［4］曹泽毅．中华妇产科学［M］．3 版．北京：人民卫生出版社，2014.

［5］陈敦金，林琳．剖宫产术前咨询与并发症管理［J］．中国实用妇科与产科杂志，2019，35（2）：（137 - 140）.

［6］陈利芬，成守珍．专科护理常规［M］．广州：广东科技出版社，2013.

［7］陈孝平，汪建平．外科学［M］．8 版．北京：人民卫生出版社，2014.

［8］丁冰杰，余焕玲，王佳，等．孕前超重/肥胖孕妇妊娠期糖尿病发病的危险因素研究［J］．中国妇幼健康研究，2018，29（1）：66 - 69.

［9］付景丽，张雪芹，林雪燕，等．妊娠期铁缺乏和缺铁性贫血的影响因素分析［J］．海峡预防医学杂志，2021，27（1）：27 - 30.

［10］顾景范，杜寿玢，郭长江．现代临床营养学［M］．2 版．北京：科学出版社，2008.

［11］广东省卫生厅．临床护理技术规范（基础篇）［M］．广州：广东科技出版社，2007.

［12］何睿冉，冯斌．重金属暴露对不同妊娠阶段胎儿发育的影响［J］．职业与健康，2019，35（24）：3397 - 3400.

［13］黄启涛，钟梅，王晨虹，等．广东省不同地域孕产妇围生期栓塞性疾病流行病学调查［J］．中华流行病学杂志，2012，33（4）：413 - 417.

［14］黄小玲，张晓辉，邱丽倩，等．孕妇孕期营养状况和婴儿免疫应答水平的关联［J］．中国妇幼健康研究，2020，31（4）：483 - 487.

［15］贾琳，等．母婴护理员：月嫂［M］．武汉：湖北科学技术出版社，2009.

［16］经连芳，潘新年，韦秋芬，等．妊娠期肥胖和子痫前期与孕产妇及新生儿 25 - OH - 维生素 D 缺乏的相关性研究［J］．中国妇幼保健，2017，32（2）：274 - 276.

［17］柯思锡．介绍一种剖宫产术后早期下床法［J］．实用护理杂志，1987，3（5）：22 - 23.

［18］孔卫东．母婴生活护理［M］．青岛：中国海洋出版社，2017.

［19］李娜，李娟．妊娠期预防性补铁对孕妇促红细胞生成素及妊娠结局影响［J］．中国计划生育学杂志，2020，28（7）：1041 - 1043.

［20］李增庆．优生优育学［M］．武汉：武汉大学出版社，2007.

［21］刘苹，赵东娜．孕妇乳母膳食指南［M］．北京：中国医药科技出版社，2019.

［22］刘悦新，忻丹帼．妇产科护理指南［M］．北京：人民军医出版社，2011.

［23］马良坤．孕产双控新主张［M］．北京：中国轻工业出版社，2019.

［24］马晓利，宋金枝，徐艳珍．胎儿神经系统发育异常与外界环境的相关性调查［J］．中国妇幼保健，2018，33（15）：3517 - 3519.

［25］孟斐．怀孕大百科［M］．天津：天津科学技术出版社，2018.

［26］欧凤英，岑世群，刘秋云．剖宫产患者术后腹胀的原因及护理干预疗效分析［J］．中国医药科学，2018，8（21）：102 - 104.

［27］邵婷，陶慧慧，倪玲玲，等．母亲孕前 BMI 和孕期增重对学龄前儿童超重肥胖的影响［J］．中华预防医学杂志，2016（2）：123 - 128.

［28］史宏晖．完美孕前准备大百科［M］．北京：电子工业出版社，2012.

［29］寿佩勤，赵凤霞．母婴护理员：基础知识［M］．杭州：浙江大学出版社，2017.

［30］孙长景．营养与食品卫生学［M］．8 版．北京：人民卫生出版社，2019.

［31］孙川喻，阮惠娟，陆烨君，等．妊娠晚期碘营养状况及其新生儿生长指标的调查与分析［J］．中华临床营养杂志，2020，28（1）：12 - 17.

［32］田惠光，张建宁．健康管理与慢病防控［M］．2 版．北京：人民卫生出版社，2017.

［33］汪之顼，赖建强，毛丽梅，等．中国产褥期（月子）妇女膳食建议［J］．营养学报，2020，42（1）：3 - 4.

［34］王建六，漆洪波．妇产科学［M］．4 版．北京：人民卫生出版社，2018.

［35］王陇德．健康管理师：基础知识［M］．2 版．北京：人民卫生出版社，2019.

［36］王培红，李素云，桂慧华．新编围术期疼痛护理学［M］．武汉：湖北科学技术出版社，2013.

［37］王其梅．营养配餐与设计［M］．2 版．北京：中国轻工业出版社，2014.

［38］文振宇，李清明，舒仁明．妊娠晚期铁营养状况对孕妇血生化及新生儿血生化的影响［J］．中国性科学，2020，29（2）：37 - 40.

［39］吴剑梅．剖宫产术后腹胀原因分析及护理对策探讨［J］．实用妇科内分泌电子杂志，2019，6（31）：138.

［40］谢幸，孔北华，段涛．妇产科学［M］．9 版．北京：人民卫生出版社，2018.

［41］徐建国，邓小明，冯艺，等．成人手术后疼痛处理专家共识［J］．临床麻醉学杂志，2014，9（33）：911 - 917.

［42］余凯伦．孕期 TCDD 暴露致成年雌鼠跨代卵巢功能损伤及机制研究［D］．郑州：郑州大学，2020.

［43］俞铮铮，李美珍．母婴护理员：初级技能［M］．杭州：浙江大学出版社，2017.

［44］俞铮铮，吴姗姗．母婴护理员：高级技能［M］．杭州：浙江大学出版社，2017.

［45］岳和欣，冯雅慧，湛永乐，等．孕期环境暴露对早产和低出生体重影响的队列

研究［J］．中华疾病控制杂志，2020，24（11）：1246－1251.

［46］张丽萍．孕产妇居家护理［M］．杭州：浙江大学出版社，2016.

［47］赵更力，陈倩．孕妇学校高级教程［M］．北京：华语教学出版社，2013.

［48］赵娜．妊娠期缺铁性贫血发病的危险因素及对妊娠结局的影响［J］．中国妇幼保健，2021，36（5）：1139－1141.

［49］赵岳，杨惠玲．高级病理生理学［M］．北京：人民卫生出版社，2018.

［50］中国医药教育协会临床合理用药专业委员会，等．中国临床合理补充叶酸多学科专家共识［J］．医药导报，2021，40（1）：1－19.

［51］中国营养协会．中国居民膳食营养素参考摄入量（2013）［M］．北京：科学出版社，2014.

［52］中国营养协会．中国居民膳食指南（2016）［M］．北京：人民卫生出版社，2019.

［53］中华医学会妇产科学分会产科学组，围产医学分会妊娠合并糖尿病协作组．妊娠合并糖尿病诊治指南（2014）［J］．糖尿病临床，2014，11（8）.

［54］中华医学会妇产科学分会产科学组．产后出血预防与处理指南（2014）［J］．中华妇产科杂志，2015，49（9）：641－646.

［55］中华医学会妇产科学分会产科学组．妊娠期高血压疾病诊治指南（2020）［J］．中华妇产科杂志，2020，55（4）：227－238.

［56］中华医学会妇产科学会产科学组．孕前和孕期保健指南（2018）［J］．中华妇产科杂志，2018，53（1）：7－13.

［57］Kourlaba G，Relakis J，Kontodimas S，et al. A systematic review and meta－analysis of the epidemiology and burden of venous thromboembolism among pregnant women［J］．International Journal of Gynecology and obstetrics，2016，132（1）：4－10.